Adhärenzförderung

Therapieziele gemeinsam erreichen

Martina Hahn, Sibylle C. Roll

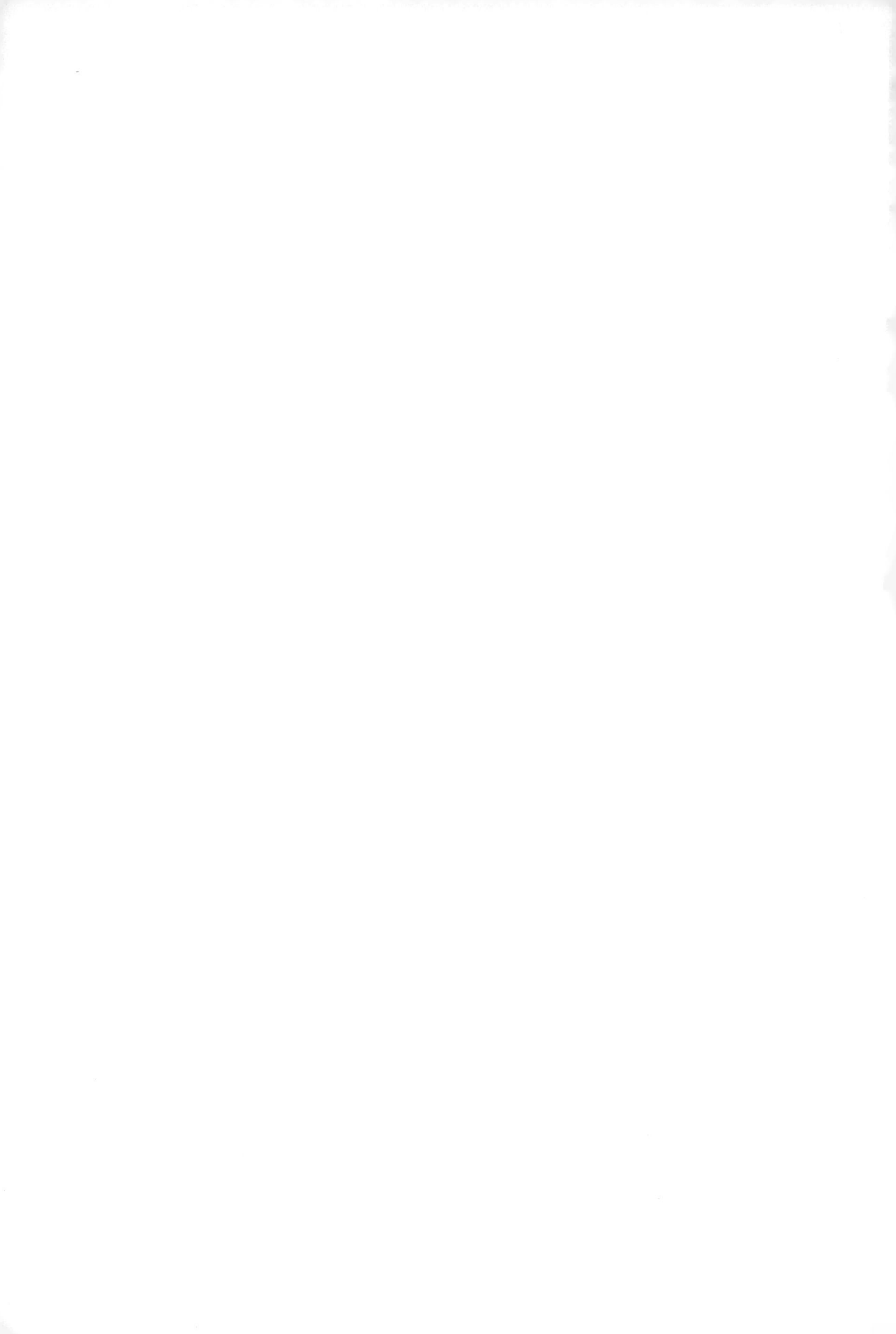

Adhärenzförderung

Therapieziele gemeinsam erreichen

Martina Hahn, Sibylle C. Roll

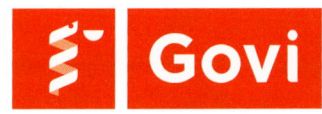

ISBN 978-3-7741-1480-7 (eBook: ISBN 978-3-7741-1481-4)

© 2020 Govi (Imprint) in der Avoxa – Mediengruppe Deutscher Apotheker GmbH, Apothekerhaus, Eschborn, Carl-Mannich-Straße 26, 65760 Eschborn

avoxa.de, govi.de

Titelbild: © Sophie James/Shutterstock.com

Satz: Fotosatz Buck, Kumhausen/Hachelstuhl

Druck und Verarbeitung: Medienhaus Plump GmbH, Rheinbreitbach

Printed in Germany

Bibliografische Information der Deutschen Nationalbibliothek

Die Deutsche Nationalbibliothek verzeichnet diese Publikation in der Deutschen Nationalbibliografie; detaillierte bibliografische Daten sind im Internet über http://dnb.d-nb.de abrufbar.

Wichtiger Hinweis

Die überwiegende Verwendung der männlichen Form (z. B. Apotheker) geschieht ausschließlich aus Gründen der besseren Lesbarkeit und stellt keine Diskriminierung dar.

Inhaltsverzeichnis

Vorwort

In Politik und Gesellschaft setzt sich inzwischen die Überzeugung durch, vermehrt sinnstiftende pharmazeutische Dienstleistungen in Apotheken anzubieten und auch zu honorieren. Zahlreiche Studien haben gezeigt, dass pharmazeutische Interventionen die Arzneimitteltherapie der Patienten verbessern und sicherer machen. In diesem Zusammenhang spielt die Förderung der Adhärenz, insbesondere der Einnahmetreue an sich, eine große Rolle. Zudem sollten die Arzneimittel natürlich auch in der richtigen Dosierung, zum richtigen Zeitpunkt und auf geeignete Weise eingenommen oder appliziert werden.

Adhärenzförderung wird aktuell in unserem Gesundheitssystem nur im Rahmen von Disease Management Programmen (DMP) honoriert, wobei die Kosten für Adhärenzförderung die Jahrestherapiekosten einer generischen Medikation meist übersteigen. Und trotzdem wird die Beratungszeit im Vergleich zu anderen eher medizintechnischen Maßnahmen aktuell völlig unzureichend vergütet. Einige Pharmahersteller haben Programme zur Förderung der Adhärenz entwickelt, insbesondere bei hochpreisigen Therapien im Rahmen von Risk-sharing-Verträgen mit Krankenkassen, bei denen der Hersteller ein großes Interesse hat, die Wirkung der Medikation in der Praxis zu zeigen (und nicht nur in den klinischen Zulassungsstudien). Es müssen neue Vergütungsstrukturen für die Beratungszeit geschaffen werden, wodurch die Apotheke vor Ort im Wettbewerb mit Versandapotheken gestärkt werden kann. Nur bei ausreichend Zeit für das Gespräch mit dem Patienten kann erkannt werden, welches die Ursachen für Non-Adhärenz sind und welche Maßnahmen zur Verbesserung der Therapietreue angewendet werden können. Ängste der Patienten müssen identifiziert und ernst genommen werden. Eine neue Aufgabenverteilung zwischen den Heilberuflern, Wiederholungsrezepte, Verordnungen von Apps zu Lasten der Versicherungen und Adhärenzförderung als Dienstleistung zeigen aber an, dass sich die Zeiten bereits begonnen haben, zu verändern.

Die Apotheker, als letztes Glied in der Versorgungskette, sind in bester Position, um den Patienten nach Motivation, Kenntnissen und Hindernissen zu befragen und maßgeschneiderte technische und motivationale Hilfe zu leisten. Unverzichtbar ist die eingehende Anwendungsinstruktion bei der Abgabe, damit eingeschränkte Fertigkeiten (Geschicklichkeit, Sehvermögen, Kognition) erkannt und Hilfen angeboten werden können. Denn die langfristige korrekte Einnahme von Arzneimitteln bei chronischen Erkrankungen ist wesentliche Voraussetzung für den Therapieerfolg. So wird zum Beispiel vermutet, dass zwei Drittel der eigentlich vermeidbaren stationären Aufnahmen von Patienten mit Herzinsuffizienz auf mangelnde Adhärenz zurückzuführen sind. Daneben kommt es durch Wirkverluste auch zu häufigeren Arztkontakten, Polypharmazie und Produktivitätsausfall durch lange Arbeitsunfähigkeit. Im Hinblick auf die Belastung des Patienten und des Behandlers durch Non-Adhärenz scheint es dringend geboten, effektive Interventionen zu entwickeln, die keines aufwendigen Programmes bedürfen, sondern im Rahmen jedes Gesprächs eingesetzt werden können. Dabei kann es nicht darum gehen, dem Patienten eine Psychotherapie zu ersetzen. Vielmehr müssen Kommunikationsformen gefunden werden, die es einerseits erlauben, Ängste und Bedürfnisse des Patienten zu integrieren und andererseits den engen Zeitrahmen und die ohnehin hohen Anforderungen an Apotheker und Ärzte zu berücksichtigen. In diesem Buch werden daher, neben Programmen zur Adhärenzförderung, auch einzelne Kommunikationstechniken aufgezeigt, die in jedes Gespräch integriert werden können. Adhärenz kann durchaus als das Resultat einer gelungenen und erfolgreichen Kommunikation zwischen dem Patienten und seinem Umfeld (Arzt, Apotheker, Familie, Freunde, Medien) betrachtet werden. Die Adhärenzförderung ist eine Maßnahme, die dem Gesundheitssystem hohe Kosten ersparen kann.

Apothekern kommen drei wichtige Aufgaben bei der Adhärenzförderung zu. Eine effektive, motivierende Kommunikation mit dem Patienten zu führen, sicherzustellen, dass die Arzneimitteltherapie so einfach wie möglich ist, und ein Follow-Up in regelmäßigen Abständen durchzuführen, da keine Intervention ein Selbstläufer ist. Dabei muss ein Beratungsgespräch, das die Adhärenz fördert, nicht lange dauern, es sollte aber gut strukturiert sein.

Das Buch will dem Leser dabei helfen, die neue Aufgabe und pharmazeutische Dienstleistung »Adhärenzförderung« angemessen und gut auszufüllen.

1 Einleitung

Bereits Hippokrates (500 v. Chr.) wusste um die Nicht-Befolgung von ärztlichen Ratschlägen seiner Patienten und warnte Kollegen vor diesem Phänomen. Seither ist viel Zeit vergangen, es haben viele Veränderungen in der Medizin und der Pharmazie stattgefunden – das Problem der Non-Adhärenz aber ist geblieben und wird heute als »eigene Volkskrankheit« bezeichnet. Im Jahr 2003 veröffentlichte die Weltgesundheitsorganisation (WHO) einen Bericht mit dem Titel: »Adherence to long-term therapies – evidence for action« (Sabate, 2003). Der Bericht macht deutlich, dass ein niedriges Adhärenzniveau bei der Behandlung chronisch erkrankter Menschen weltweit ein Problem darstellt. Für entwickelte Länder liegt die durchschnittliche Adhärenz-Quote bei 50 %, für Entwicklungsländer deutlich niedriger. Hynes folgerte in einem Review aus dem Jahre 2001, dass die Verbesserung der Adhärenz einen weitaus stärkeren Einfluss auf die Gesundheit nehmen kann, als die Verbesserung einer spezifischen Arznei-mitteltherapie.

Unterschiede im Verhalten von Patienten ergeben sich im Hinblick auf Bevölkerungsgruppen, Altersgruppen aber auch im Hinblick auf Krankheiten, wenngleich wir von grundlegenden psychologischen Mechanismen ausgehen, die es dem Menschen unabhängig von der Erkrankung schwer machen, Medikamente einzunehmen. Everett Koop postulierte 1985 den ebenso einfachen, wie brillanten Satz: »Medikamente wirken nicht, wenn Sie nicht eingenommen werden«. Durch den Anstieg der chronischen Erkrankungen vor dem Hintergrund des demographischen Wandels gewinnt der Einfluss von niedrigen Adhärenz–Niveaus im Hinblick auf medizinische Behandlung und gesundheitliche Versorgung an Bedeutung. Adhärenz ist ein komplexes Geschehen, das von vielen Faktoren beeinflusst wird. Dabei handelt es sich um einen dynamischen Prozess, der in den jeweiligen Phasen einer Erkrankung immer wieder bearbeitet werden muss. Dabei sollte die Non-Adhärenz nicht als Problem des Patienten gesehen werden, sondern vielmehr als eine unzureichende Darbietung von pharmazeutischer und medizinischer Beratung: zunächst bei der Verordnung einer Medikation, bei der eventuell keine Zustimmung des Patienten eingeholt wird, und später durch Mangel an Hilfestellungen und Informationen, die der Patient benötigt, um langfristig adhärent sein zu können. Zur Förderung der Adhärenz ist es bei Weitem nicht ausreichend, den Patienten darauf hinzuweisen, dass er seine Medikamente regelmäßig einnehmen muss, damit sie ausreichende Wirkung entfalten können. Adhärenzförderung beginnt mit der Klärung der Frage, was ein Patient über seine Erkrankung und Behandlungsstrategien bereits weiß und der Exploration von Gründen, die ein Patient hat, seine Medikation nicht regelmäßig anzuwenden. Adhärenz ist jedoch nicht nur auf die Einnahme von Medikamenten bezogen, sondern kann auch auf Gesundheitsverhalten Anwendung finden, wie z. B. Alkoholabstinenz, mehr Bewegung, Rauchstopp, Ernährungsumstellungen, regelmäßige Durchführung von Krankengymnastik, Vermeidung von riskantem Sexualverhalten. Wie können Apotheker und Ärzte nun die Adhärenz positiv beeinflussen – und wie entsteht Non-Adhärenz?

2 Definitionen

Es gibt unterschiedliche Begrifflichkeiten im Zusammenhang mit der Einnahmetreue und Verfolgung von gemeinsamen Therapiezielen, die im Weiteren definiert und im Buch verwendet werden.

2.1 Compliance

Bereits seit vielen Jahren empfiehlt die WHO, die Begriffe Compliance und Adhärenz konsequent zu unterscheiden. Dabei meint der Begriff »Compliance« in der Medizin vor allem die Bereitschaft eines Patienten, den medizinischen Anweisungen zu folgen (»Folgsamkeit«, »Therapietreue«). Damit wird der Umstand angesprochen, dass die Vorbeugung und Heilung vieler Krankheiten ein kooperatives Verhalten des Patienten voraussetzen.

Im Idealfall fühlt sich der Patient von seinem Arzt verstanden und versteht selbst den vorgeschlagenen Therapieansatz. Er beteiligt sich aktiv an der Therapie, so dass zum Beispiel die richtige Tablette in der richtigen Anzahl zum vorgeschriebenen Zeitpunkt eingenommen wird. Die medizinischen Anweisungen umfassen nicht nur die Interventionsart (zum Beispiel Arzneimittel und Darreichungsform), sondern auch ihre Exposition (Einzeldosis, Anwendungshäufigkeit, -zeitpunkt und -dauer). Deswegen wird im Allgemeinen unter Compliance der Übereinstimmungsgrad des vom Leistungserbringer geforderten und des tatsächlichen Verhaltens eines Patienten verstanden. Der Begriff Compliance impliziert nur in geringem Maß das notwendige Einverständnis der Patienten gegenüber den medizinischen Empfehlungen, weshalb im angelsächsischen Sprachraum schon seit vielen Jahren vermehrt der Terminus Adhärenz (»Einhaltung«) verwendet wird. Unter Adhärenz wird im Gegensatz zur Compliance der Grad der Übereinstimmung zwischen tatsächlichem und dem mit dem Leistungserbringer *vereinbarten* Patientenverhalten gemäß WHO definiert.

2.2 Adhärenz

Auf den Patienten bezogen bedeutet Adhärenz die Bereitschaft, den *gemeinsam festgelegten* medizinischen Anweisungen zu folgen. Auf den Leistungserbringer bezogen bedeutet Adhärenz die Bereitschaft, medizinische Anweisungen und Strategien auf die Möglichkeiten und Wünsche des Patienten abzustimmen. Bei einer solchen Patient-Leistungserbringer-Beziehung wird der Patient durch eine gemeinsam verantwortete Übereinkunft in die angemessene medizinische Behandlung einbezogen. Es kommt zu einem sogenannten »Shared decision making«, also einer partizipativen Entscheidungsfindung zwischen Arzt und Patient, bzw. auch Apotheker und Patient. Der Begriff Adhärenz wird allerdings in den Publikationen oft fälschlicherweise als Synonym für Compliance benutzt. Es gibt indes einen kleinen aber wichtigen Unterschied: Das Nichteinhalten bzw. unvollständige Einhalten von Anweisungen des Leistungserbringers wird als Non-Compliance bezeichnet, das Nichteinhalten bzw. unvollständige Einhalten von *zunächst mit dem Leistungserbringer abgestimmten* Therapieplanungen aber als Non-Adhärenz. Besonders wichtig sind die Compliance bzw. Adhärenz in Bezug auf die Einnahme von Medikamenten, die Einhaltung einer Diät oder die Veränderung des Lebensstils bei chronischen Erkrankungen, da dabei meistens eine langfristige Änderung des Patientenverhaltens gefordert wird.

Dabei ist bemerkenswert, dass auch in den Placebogruppen klinischer Studien adhärente Patienten ein besseres Outcome haben. Man spricht vom »Healthy-Adherer«-Effekt. Systematische Analysen von randomisierten klinischen Studien zeigen, dass eine gute Einnahmetreue nicht nur in der Verum-, sondern auch in der Placebogruppe mit einer niedrigeren Sterblichkeit einhergeht. Ein Beispiel ist die Analyse der CHARM- Studie, bei der die Auswirkungen des AT1-Antagonisten Candesartan bei 7.599 Patienten mit Herzinsuffizienz beurteilt wurden. Eine gute Adhärenz wurde definiert als die Einnahme von mehr als 80 % der verordneten Dosen; sie korrelierte mit einem niedrigeren Sterblichkeitsrisiko. Die Analyse zeigt, dass die Einnahmetreue für das Sterblichkeitsrisiko wesentlich bedeutender war, als der Wirkstoff und zwar in der Verum- als auch in der Placebogruppe. Die Einnahmetreue stellt also einen Indikator für ein insgesamt besseres Gesundheitsverhalten dar und die Verbesserung der Adhärenz wird zum eigenen Therapieziel. Wichtig ist, dass die Adhärenz ein dynamisches Verhalten darstellt, das von der ersten Einnahme bis zum Therapieabbruch andauert, so dass Adhärenzförderung über den gesamten Zeitraum stattfinden sollte.

Das gemeinsam formulierte Ziel muss für den Patienten erkennbar, erstrebenswert und erreichbar sein.

2.3 Konkordanz

Die Übereinstimmung der Therapieziele und -maßnahmen des Patienten und des Behandlungsteams wird Konkordanz genannt. Es besteht eine partnerschaftliche Kooperation zwischen Heilberufler und Patient. Die Beziehung ist vertrauensvoll und die Eigenverantwortlichkeit des Patienten wird gestärkt. Die Entscheidungen werden konsensual getroffen. Der Patient wird in alle Planungen und Realisierungen der Maßnahmen einbezogen.

2.4 Persistenz

Persistenz kann mit »Beharrlichkeit« und »Ausdauer« übersetzt werden. Die Persistenz beginnt nach der Initiierung der Einnahme des Medikamentes bzw. der Maßnahme (Suchtmittelkonsum-Abstinenz) und endet mit dem Therapieabbruch. Es umfasst also die Zeitspanne, in der der Patient adhärent ist. Mit einem Therapieabbruch beginnt die Non-Persistenz, in der eine Re-Initiierung der Therapie versucht werden sollte (Abb. 1).

Darstellung des Prozesses der Adhärenz mit Arzneimitteln, eingestellt in die Phasen Initiierung, Implementierung und Abbruch. Nachbildung mit Genehmigung von B. Vrijens (10).

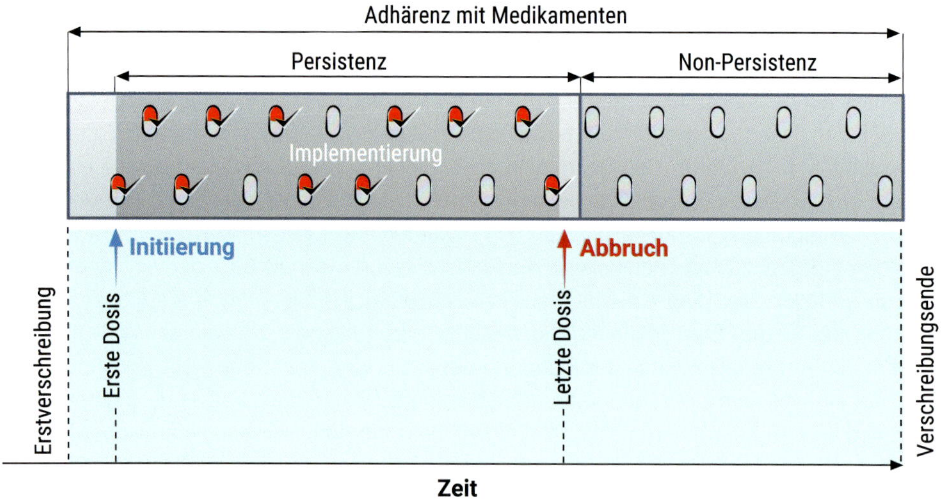

Abb. 1: Persistenz und Non-Persistenz

2.5 Non-Adhärenz

Man unterscheidet zwei Arten von Non-Adhärenz, die nicht-intentionale Non-Adhärenz und die intentionale Non-Adhärenz.

2.5.1 Nichtintentionale Non-Adhärenz

Von nichtintentionaler Non-Adhärenz spricht man, wenn der Patient zwar beabsichtigt, die Empfehlungen des Arztes umzusetzen, dabei jedoch auf Schwierigkeiten stößt. Dazu gehört die erratische/zufällige Non-Adhärenz: Über den gesamten Einnahmezeitraum lässt der Patient zufällig ohne erkennbares Muster Einnahmen aus. Dies kann beispielsweise in kognitiven Beeinträchtigungen oder Veränderungen des Tagesrhythmus, beispielsweise im Urlaub oder auf Geschäftsreisen begründet sein.

Leitfragen, um Schwierigkeiten des Patienten bei der Umsetzung ärztlicher Empfehlungen zu klären, sind:

1. Welcher Art sind die Schwierigkeiten? Ökonomisch (»Ich kann mir das Medikament nicht leisten«), kognitiv (»Der Medikamentenplan ist mir viel zu kompliziert«), physisch (»Ich bin dazu körperlich nicht in der Lage«), soziokulturell (»Ich darf während des Ramadans tagsüber keine Medikamente einnehmen«) oder psychologisch (»Ich will im Alltag nicht immer an meine Erkrankung erinnert werden«)?
2. Hat der Patient ein Informationsdefizit, oder hat er medizinische Informationen vielleicht falsch verstanden?

3. Welche Konsequenzen erwartet der Patient von der Behandlung beziehungsweise Verhaltensänderung?

4. Wie schätzt der Patient seine eigene Kompetenz in Bezug auf das gewünschte Verhalten ein? Welche positiven Erfahrungen hat er gemacht, die seine Selbstwirksamkeit in diesem Fall stärken können? Welche Modellpersonen können beschrieben werden, denen es nach anfänglichen Schwierigkeiten auch gelungen ist, die Vereinbarungen einzuhalten?

5. Wie ist das Ziel oder die Maßnahme beziehungsweise das Verhalten emotional besetzt? Wie können die begleitenden Emotionen genutzt oder verändert werden? (Zum Beispiel durch Entspannungsübungen, Umdeuten der Situation)

6. Welches Ziel hat sich der Patient selbst gesetzt? Ist dieses Ziel für ihn realistisch und motivierend? Wie muss das Ziel eventuell verändert werden, um motivierend zu wirken? Sind Zwischenziele nötig? Schwer erreichbare Ziele demotivieren und benötigen kleinere Ziele für den Weg.

7. Steht das Ziel mit einem anderen, für den Patienten wichtigen Ziel in Konflikt? Gibt es sonstige innere Konflikte in Bezug auf das gewünschte Verhalten? Wie können diese geklärt werden? So könnte mehr Sport in Konflikt damit stehen, möglichst viel Zeit mit der Familie zu verbringen – vielleicht lässt sich beides verbinden?

8. Hat der Patient konkrete Handlungspläne formuliert? Gibt es Bewältigungspläne für den Fall eines Rückfalls? Wie könnten diese aussehen?

9. Welche Ressourcen hat der Patient – materiell, sozial, psychologisch etc. –, um das Ziel zu erreichen? Welche Ressourcen können noch aktiviert werden?

10. Was denkt das soziale Umfeld des Patienten über die Behandlung beziehungsweise die Verhaltensänderung? Wie viel soziale Unterstützung erhält er? Wo könnte eventuell noch Unterstützung eingeholt werden?

11. Wenn der Patient das Verhalten oder die Behandlung bereits länger ausführt, welche Strategien benutzt er, um sich selbst zu kontrollieren und zu regulieren? Wie könnten diese eventuell verbessert werden?

Ursachen für die non-intentionale Non-Adhärenz sind insbesondere Vergesslichkeit, Fehler in der Kommunikation (Missverständnisse), komplexe Therapieregime, eingeschränkte Fertigkeiten des Patienten (Geschicklichkeit, Visusminderung, Sprachbarriere und verminderte kognitive Fähigkeiten).

Es gibt Mischformen aus unwillentlicher und willentlicher Non-Adhärenz. So kann ein Patient für ein Medikament adhärent, für ein anderes non-adhärent sein.

Tabelle 1: Die zehn Erscheinungsbilder der Non-Adhärenz

Parkplatzeffekt	Der Patient entsorgt kurz nach Beschaffung des Arzneimittels das gesamte Quantum
Drug holidays (Arzneimittelferien)	Therapiepause, die ein ansonsten getreuliches Befolgen für kurze Zeit unterbricht. Dazu gehört das »Strecken« einer Packung, damit die länger hält, z. B. bei Patienten in finanziell schwieriger Lage.
Weißkitteladhärenz	Der Patient befolgt die sonst weitgehend ignorierte ärztliche Empfehlung kurz vor dem Arzttermin. Dieses Einnahmemuster kann eine Non-Adhärenz verschleiern, weil bei den ärztlichen Verlaufskontrollen der Patient zwar gut eingestellt zu sein scheint, dies im Langzeitverlauf aber nicht der Fall ist.
Falsches Arzneimittel	Das falsche Arzneimittel perfekt eingenommen führt zu einer fehlenden oder unerwarteten Wirkung.
Überdosierung	Geht mit exzessiver Wirkung einher.
Unterdosierung	Geht mit zu geringer bzw. fehlender Wirkung einher.
Erratische Dosierung	Mehr oder weniger zufällige Einnahme führt zu unerwünschten und fluktuierenden Wirkungen
Falsche Einnahmefrequenz	Zum Beispiel verminderte Wirkung durch zweimal statt dreimal tägliche Einnahme
Falsche Einnahmedauer	Frühzeitiger Abbruch der Therapie, verbunden mit scheinbarer Wirkungslosigkeit
Polymedikation	Einnahme zusätzlicher, nicht verordneter Arzneimittel

2.5.2 Intentionale Non-Adhärenz

Von intentionaler oder willentlicher Non-Adhärenz spricht man, wenn der Patient bewusst entscheidet, die Empfehlungen nicht umzusetzen. Dabei gibt es wiederum verschiedene Formen:

- Intelligente Non-Adhärenz: Der Patient nimmt das Arzneimittel zunächst gemäß Therapieschema ein und setzt es dann, beispielsweise nach einer unerwünschten Arzneimittelwirkung, bewusst vorzeitig ab.
- Weißkitteladhärenz (auch »Zahnputzeffekt«): In der Anfangsphase der Therapie nimmt der Patient das Arzneimittel unregelmäßig ein. Einige Tage vor einem Arztbesuch verhält der Patient sich dann wieder adhärent.
- Sowohl intentional, wie auch non-intentional können die Arzneimittelferien (»Drug holidays«) sein: Die Einnahme erfolgt zunächst wie verordnet, wird dann aber für zwei oder mehr Tage ausgesetzt. Nach der Pause nimmt der Patient die Dosen wieder regelmäßig ein. Dies ist häufig am Wochenende oder im Urlaub zu beobachten, denn in diesen Situationen vergessen die Patienten die Einnahme oder haben die Arzneimittel nicht mitgeführt. Grund für einen Auslassversuch kann aber auch eine intelligente Non-Adhärenz sein, wenn der Patient zum Beispiel keine Symptome mehr verspürt und so den Therapieeffekt bewusst prüft. Bei Zunahme der Beschwerden oder Ausbleiben des gewünschten

Therapieerfolges kann der Patient auch eigenständig eine Dosiserhöhung vornehmen. Auch in diesem Fall handelt es sich um Non-Adhärenz.

Es gibt unterschiedliche Zeitverläufe für Non-Adhärenz, wie in Abb. 3 dargestellt. Je länger die Intervention zurückliegt, desto schlechter ist häufig die Adhärenz. Hierdurch wird deutlich, wie wichtig die regelmäßige Intervention zur Adhärenzförderung ist.

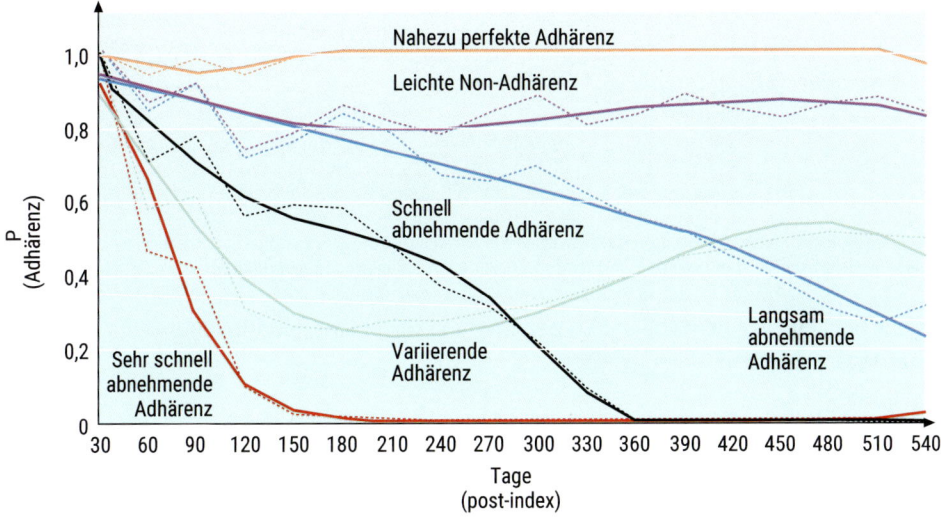

Abb. 2: Adhärenz in Abhängigkeit der vergangenen Zeit nach einer Intervention

Dabei spielen unterschiedliche Faktoren eine Rolle. Einige Patienten werden das Rezept aufgrund der Arzneimittelkosten schon gar nicht einlösen. Hat der Patient das Rezept eingelöst, so kann sich der Patient nach Lektüre des Beipackzettels oder nach Internetrecherche über das Medikament dazu entschließen, das Medikament nicht einzunehmen. Erfolgt die Einnahme, können Nebenwirkungen ebenso zu einem Therapieabbruch führen wie ein (vermeintlich) mangelnder Therapieerfolg. Umgekehrt können Patienten, die nicht gut über die Natur chronischer Erkrankungen informiert sind, angesichts eines Therapieerfolges die Therapie abbrechen, da ihnen nicht bekannt ist, dass die Medikation dauerhaft erforderlich ist. Das passiert häufig, wenn unter Dauertherapie keine regelmäßigen Kontrollen stattfinden, anlässlich derer der Patient nochmals motiviert wird, die Maßnahmen (z. B. Einnahme der Medikation, Diätmaßnahmen) fortzuführen (Abb. 3).

Studien zu Folge variiert die Adhärenz zwischen 13 und 93 %, im Mittel geht man davon aus, dass nur 40 % der Patienten adhärent sind. 50-60 % der Patienten nehmen 80 % oder mehr der verordneten Dosen ein, 30-40 % der Patienten sind teilweise adhärent, nehmen nur 20–79 % der Dosen ein und 5–10 % der Patienten nehmen weniger als 20 % der verordneten Dosen ein und gelten daher als non-adhärent. Fischer et al. (2020) ermittelten anhand von 195.930 Rezepten, dass rund 30 % der Patienten das Rezept nicht einlösten, also primäre Non-Adhärenz zeigten, vor allem bei chronischen Erkrankungen wie Hypertonie, Diabetes, Depressionen und Asthma.

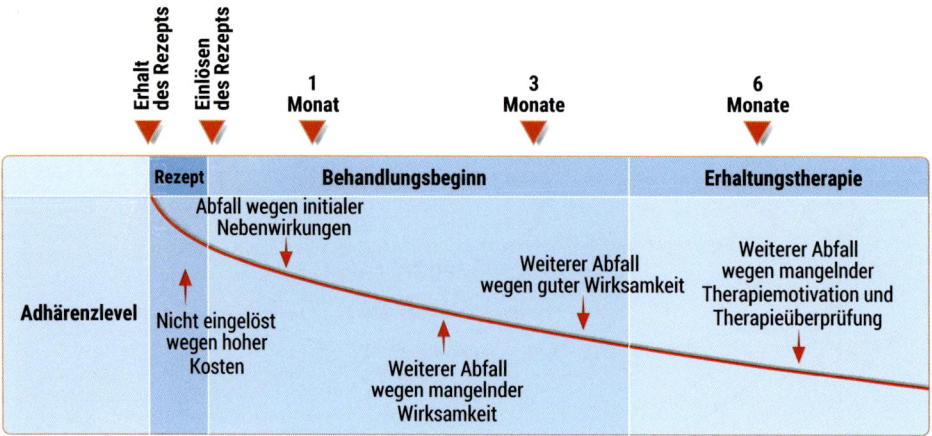

Abb. 3: Non-Adhärenz nach Verordnung eines Medikaments in Abhängigkeit der Zeit, die von unterschiedlichen Faktoren abhängen (Nebenwirkungen, Unwirksamkeit, Wirksamkeit, Kosten; mod. n. Capgemini Report 9/2011).

Vrijens hat 2005 in einem von der EU geförderten Projekt eine neue Taxonomie für die Adhärenz vorgeschlagen. Er unterscheidet:

- Adhärenz zu Therapiebeginn: Beginnt der Patient seine Therapie oder nicht? Die Initiierung beginnt, wenn der Patient die erste Tablette einnimmt und ist somit ein binäres Ereignis (ja/nein).
- Adhärenz in der Umsetzung der Therapie: Nimmt der Patient seine Arzneimittel zur richtigen Zeit, in der richtigen Menge, ohne Über- und Unterdosierung ein?
- Die Persistenz: Hält er die Therapie solange durch wie verordnet?

Diese Einteilung erlaubt den Einsatz unterschiedlicher Messmethoden zur Analyse der Umsetzungsrate und damit der Adhärenz. Sie gibt zugleich einen Hinweis auf deren Grund. Daraus lassen sich patientenzentrierte und die individuelle Motivation beachtende Interventionen ableiten, die dann die Adhärenz verbessern können.

2.6 Partielle Adhärenz

Die korrekte Einnahme der Medikation, bzw. der Durchführung von weiteren Therapiemaßnahmen erfolgen nur teilweise (»partiell«). Partielle Adhärenz kann intentional oder non-intentional sein.

3 Folgen von Non-Adhärenz

Non-Adhärenz in der Arzneimitteltherapie sorgt nicht nur für ein Ausbleiben des Therapieerfolgs, sondern im schlimmsten Fall führt sie zu einer erhöhten Mortalität. Daneben fördert Non-Adhärenz das Auftreten von Rezidiven und damit eine Chronifizierung der Erkrankung, Abhängigkeit (bei unsachgemäßer Einnahme von abhängigkeitserzeugenden Medikamenten), Absetzerscheinungen, Resistenzen und toxisch bedingten Nebenwirkungen (bei Überdosierungen). Non-Adhärenz verursacht gewaltige Kosten im gesamten Gesundheitssystem. Neben direkten Folgekosten durch Krankenhausaufenthalte, Notarzteinsätze und weggeworfene Medikamente kommt es zu hohen indirekten Folgekosten durch Krankschreibungen und Produktivitätsverluste. Je nach Quelle werden die Kosten für Non-Adhärenz in Deutschland auf 10 Milliarden Euro geschätzt (ABDA 2007). Dies entspricht etwa den gesamten Behandlungskosten für Volkskrankheiten wie das akute Koronarsyndrom. In den USA belaufen sich die Kosten auf etwa 177 Milliarden Dollar, wesentlich verursacht durch vermeidbare Krankenhauseinweisungen, die zu 33 bis 69 % auf Non-Adhärenz zurückgehen. Für Deutschland geht man davon aus, dass 13 % der Gesamtgesundheitskosten durch Non-Adhärenz entstehen, das Problem dürfte durch den demografischen Wandel noch zunehmen. Auch die zunehmende Polypharmazie trägt zu Non-Adhärenz bei: je mehr Medikamente verordnet werden, desto schlechter die Adhärenz. Das erhöht wiederum die Zahl verordneter Arzneimittel, zum Beispiel durch Verschreibungskaskaden oder Kombinationsbehandlungen aufgrund von vermutetem Therapieversagen. So wird beispielsweise bei weiterhin zu hohem Blutdruck ein weiteres Antihypertensivum zusätzlich verordnet, wenngleich die tatsächliche Ursache für den persistierenden Bluthochdruck die Nicht-Einnahme des zuerst verordneten Medikamentes ist.

Die Adhärenzraten schwanken je nach Erkrankung: für Hypertonie 51 %, für Asthma 43 %, für Depression 40 %, für HIV zwischen 37 % und 83 %. Neben dem verminderten Therapieerfolg kann es durch Non-Adhärenz zu schweren Rezidiven, Abhängigkeit (z. B. Benzodiazepine, Opiate), Absetzerscheinungen (z. B. Antidepressiva, L-Thyroxin, Betablocker, Alpha-Agonisten), Vergiftungen (z. B. Digoxin, Lithium) und Resistenzen (z. B. Antibiotika, HIV-Regime, Antimykotika) oder gar Unfällen (zum Beispiel bei sedierenden Medikamenten, Antiepileptika, Antidiabetika) kommen. Nierentransplantierte Patienten mit mangelnder Adhärenz haben ein siebenfach höheres Risiko für einen Transplantatverlust im Vergleich zu therapietreuen Patienten und 36 % der Transplantatabstoßungen sind auf Non-Adhärenz zurückzuführen.

Darüber hinaus hat Non-Adhärenz auch einen Einfluss auf die Untersuchung von neuen Medikamenten, da in klinischen Studien Informationen zu deren optimaler Dosierung und Nebenwirkungsprofilen gesammelt werden. Bei unzureichender Adhärenz sind diese Erkenntnisse verfälscht, was fatale Folgen haben kann, wie die Nicht-Zulassung von eigentlich wirksamen und verträglichen Medikamenten.

4 Adhärenzmessung

Zur Quantifizierung der Einnahmetreue eignen sich objektive, biochemische, subjektive und klinische Methoden. Es gibt dabei direkte und indirekte Verfahren. Bei Adhärenzmessungen ist zu beachten, dass sie Unabhängigkeit und Privatsphäre des Patienten einschränken können.

Tabelle 2: Direkte und indirekte Methoden zur Adhärenzmessung

Methoden	Beispiele
Direkt	Messung von Wirkstoffkonzentration im Plasma oder Urin, Einnahme unter Aufsicht
Indirekt	Tablettenzählen, Patiententagebücher, Patientenbefragung, Verordnungsdatenanalyse, elektronisches Monitoring (z. B. Speicherung der Öffnungszeit der Tablettendose), Ingestible Event Marker, Inhaler Compliance Assessment (INCA) Messung des physiologischen Effekts des Medikamentes/der Intervention (z. B. Blutdruck, Laborwerte).

4.1 Direkte Messmethoden

Zu den direkten Verfahren zählt die Einnahme »unter Aufsicht«, also vor den Augen des Behandlers. Dies findet z. B. bei Phase-I–Studien (erste Medikamentenanwendung im Rahmen von Zulassungsstudien), in psychiatrischen Kliniken, in Substitutionsambulanzen (Methadon-, Buprenorphin-Einnahme unter Aufsicht) und auch in einigen Entwicklungsländern zur Eindämmung von ansteckenden Krankheiten, statt.

Daneben zählt auch die biochemische Untersuchung zu den direkten Methoden. Dafür werden Wirkstoffkonzentrationen bzw. die Abbauprodukte der Wirkstoffe im Blut oder Urin gemessen. Das Therapeutische Drug Monitoring hat sich in der Neurologie und Psychiatrie bereits fest etabliert, für Psychopharmaka existiert eine Leitlinie mit therapeutischen Bereichen (AGNP Leitlinie) aller Wirkstoffe. Der Nachweis gelingt jedoch in Abhängigkeit der Halbwertszeit nur für einen bestimmten Zeitraum nach Einnahme. Die Ergebnisse bei Urinuntersuchungen hängen zudem von der Trinkmenge ab. Um die Adhärenz über längere Zeiträume nachzuweisen, benötigt man eine kontinuierliche Sammlung von Blut- oder Urinproben, was zeit- und kostenintensiv, sowie nicht zuletzt auch unangenehm für den Patienten ist. Neuerdings können Wirkstoffkonzentrationen für einige Wirkstoffe auch über Speichelproben bzw. im Kapillarblut gemessen werden, was für den Patienten angenehmer ist.

Eine nicht invasive Methode ist die Markierung mit einer fluoreszierenden Substanz wie Rhodamin, die über ein optisches Verfahren nicht invasiv im Blut detektiert werden kann. Die Detektionseinheit gleicht einer Armbanduhr und enthält eine Laserdiode, die das Rhodamin zur Fluoreszenz anregt. Das emittierte, nicht polarisierte Licht des Fluorophors wird mit dem stark polarisierten Licht eines Referenzstrahlers in dem Detektor gemessen. Zur Quantifizierung der Rhodaminkonzentration im Plasma wird dort der polarisierte Anteil des Lichts ermittelt. Das Ergebnis kann am Display abgelesen werden und wird gespeichert, so dass das Einnahmemuster des Patienten später ausgelesen werden kann.

4.2 Objektive indirekte Messmethoden

Zu den objektiven indirekten Methoden gehören Termineinhaltung, Rezepteinlösung, Medikamentenzählung und elektronische Meldungen der Medikamentenpackung bei Anbruch/ Öffnungsdatum und Öffnungszeit. Letzteres kann als der Goldstandard angesehen werden, da Manipulationen über einen längeren Zeitraum als unwahrscheinlich gelten. Bei der Medikamentenzählung werden alle Medikamente nach Behandlungsende gezählt, um daraus die Adhärenz über den gesamten Verordnungszeitraum zu errechnen. Allerdings können Tabletten dennoch nicht eingenommen worden sein, weil sie zum Beispiel auf dem Teller vergessen oder bewusst weggeworfen wurden. Diese Methode überschätzt also meist die Adhärenz des Patienten. Patientenbefragung und Tablettenzählen sind problemlos auch in der Apotheke möglich. Beide Verfahren sind auf die Kooperation des Patienten angewiesen und versagen deshalb grundsätzlich bei intelligenter Non-Adhärenz.

Die Kombination von Datenbanken, die sowohl über die Verordnung als auch über die Einlösung von Rezepten Auskunft geben, lässt erkennen, ob der Patient das Medikament erworben hat. Retrospektiv kann so die Persistenz bestimmt werden. Dies kann eventuell bei Einführung des elektronischen Rezeptes eine mögliche Messmethode sein – zumindest, wenn Arzt und Apotheker zusammenarbeiten und Informationen unter Einhaltung der gesetzlichen Vorgaben zu Schweigepflicht und Datenschutz austauschen.

Messungen des erwarteten physiologischen Effekts (z. B. Blutdruck, Blutzucker, Cholesterin) der Medikamente dienen auch der Adhärenzmessung, allerdings ist dies problematisch, da der Effekt auch aufgrund von anderen Einflussfaktoren eintreten kann. Voraussetzung für verlässliche Aussagen ist daher in jedem Fall, dass die therapeutische Wirkung direkt mit der Medikamenteneinnahme korreliert. Ein Nichtansprechen auf eine Therapie könnte sonst fälschlicherweise als Non-Adhärenz interpretiert werden.

Diese Kontrolle der Therapiewirkung liegt primär in Händen des Arztes, kann jedoch in einigen Fällen, zum Beispiel bei der pharmazeutischen Betreuung von Asthmapatienten, auch in der Apotheke erfolgen.

4.2.1 Electronic Monitoring Devices (elektronische Überwachungsgeräte)

Eine direkte Messung der Applikation inhalativer Medikamente ist durch ein Inhaler Compliance Assessment (INCA™) möglich. Dieses Gerät wird an einem Diskus-Inhaler befestigt und ermittelt neben dem Zeitpunkt zusätzlich, ob der Patient korrekt inhaliert hat. Daneben gibt es auch das AERx- Freigabe System für Inhalatoren. Die Daten werden jeweils mittels App aufgezeichnet und ausgewertet. Ein Problem besteht hier jedoch in der Datenflut, mit der sich ein Heilberufler konfrontiert sehen würde, wenn alle Patienten mit solchen Devices ausgestattet wären. Es bedarf also noch der Entwicklung von Algorithmen und von Analyse-Software, um diese wichtigen Daten praxistauglich zu machen.

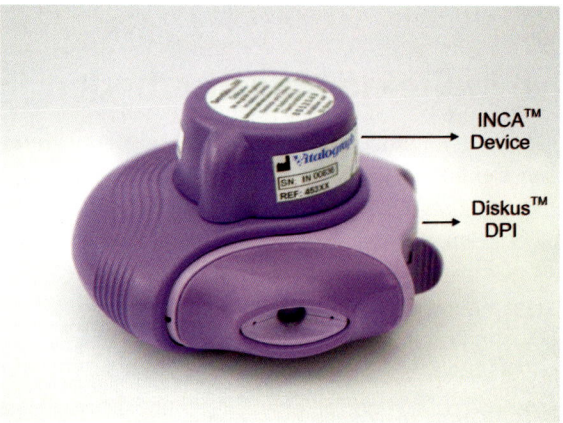

Abb. 4: INCA Device zum Adhärenzmessung bei Inhalatoren.(https://www.ncbi.nlm.nih.gov/pmc/articles/PMC4048229/)

4.2.2 Medication Event Monitoring Systeme

Medication Event Monitoring Systeme erlauben die Messung der Adhärenz über einen längeren Zeitraum. Ein in den Deckel eines Arzneimittelbehältnisses integrierter Mikrochip speichert jede Öffnung des Gefäßes. Mithilfe eines Lesegeräts kann man die gespeicherten Daten dann minutengenau über eine Software auf einen Computer übertragen und auswerten. Anhand der grafischen Darstellung einer Langzeit-Adhärenzmessung lassen sich auch Muster im Patientenverhalten erkennen und analysieren. Obwohl nur die Öffnung des Tablettenbehältnisses und nicht die tatsächliche Einnahme dokumentiert wird, und möglicherweise bereits die Verwendung des speziellen Behältnisses die Adhärenz erhöht, hat sich dieses Verfahren in den vergangenen Jahrzehnten als akkurateste Methode durchgesetzt. Es gibt den Medic Electronic Compliance Monitor und das Medication Event Monitoring System (MEMS), wobei diese für die Primärverpackung in den USA entwickelt wurden (Kunststoffdöschen).

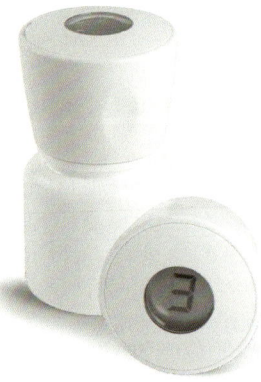

Abb. 5: Medication Event Monitoring System (MEMS) (MEMS® and MEMS AS®, AARDEX Group, Belgium)

4.2.3 Ingestible Event Marker

Abilify MyCite® (Antipsychotikum, Wirkstoff Aripiprazol) ist seit 2018 die erste Tablette, die nach erfolgter Einnahme und Kontakt mit Magensäure ein Signal an eine App sendet und so die Adhärenz direkt und unmittelbar aufzeichnet. Der Sensor in der Tablette ist ungefähr so groß wie ein Sandkorn. Seit 2012 ist der Proteus® Sensor über die FDA zugelassen. Dieses System heißt »Ingestible Event Marker (IEM)«. Ergänzend zu der Tablette muss der Patient ein Pflaster am Rippenbogen anbringen, welches das ausgesendete Signal von der Tablette speichert und dann an die App sendet, sobald Verbindung zum Smartphone besteht. Über die App kann zusätzlich das psychische Befinden dokumentiert werden. Mit Zustimmung des Patienten können Ärzte, Pflegekräfte oder Angehörige auf diese Daten zugreifen. Dies soll zur korrekteren Anwendung des Arzneimittels beitragen.

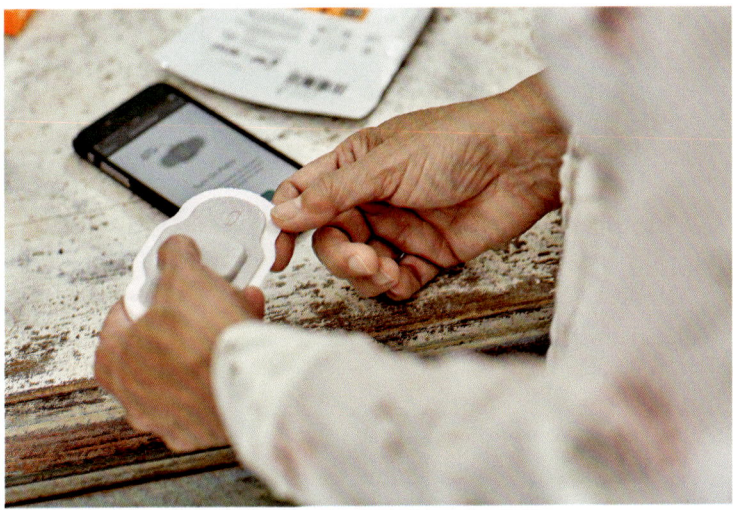

Abb. 6: Pflaster als Bestandteil des »Ingestible Event Marker (IEM)« (© Proteus Digital Health)

4.3 Subjektive indirekte Methoden

Zu den subjektiven indirekten Methoden zählen die Befragung mittels Interviews, Fragebögen oder Patiententagebüchern. Die Selbsteinschätzung des Patienten gilt jedoch als etwa doppelt so positiv wie durch biochemische Methoden zu belegen ist. Patienten möchten vor dem Arzt stets als therapietreu gelten, teilweise ist ihnen auch gar nicht bewusst, dass sie die Einnahme vergessen haben. Die Befragung ermöglicht daher nur eine schlechte Vorhersage der tatsächlichen Adhärenz. Günstiger ist die Selbstkontrolle des Patienten bei der der Patient jede Arzneimitteleinnahme dokumentiert. Dadurch wird das individuelle Verhalten sichtbar: Hat der Patient mehr Probleme mit einer abendlichen oder frühmorgendlichen Einnahme? Neigt er dazu, die Tabletten am Wochenende oder im Urlaub wegzulassen? Auch Apps, in denen die Einnahme bestätigt wird, können eingesetzt werden und aufzeigen, wann der Patient Probleme hat, die Medikationseinnahme zum richtigen Zeitpunkt durchzuführen. Je besser das Problem erfasst wurde, desto geeigneter wird die pharmazeutische Intervention sein. Die folgenden Fragebögen sind aus dem Englischen ins Deutsche übersetzt, in der deutschen Version jedoch nicht validiert worden.

4.3.1 Drug Attitude Inventory (DAI)

Der Fragebogen DAI (Abb. 4) wird vom Patienten ausgefüllt und umfasst in der Kurzversion 10, in der Langversion 30 Fragen. Für jede Antwort in Fettschrift wird ein Punkt gegeben, für jede Antwort, die in Normalschrift ist, wird ein Punkt abgezogen. Durch 15 Fragen, die auf eine gute Adhärenz und 15 Fragen, die auf einen schlechte Adhärenz hinweisen, ist es ausreichend den Gesamt-Punktwert anzusehen: ist er positiv, ist der Patient adhärent. Bei einem negativen Gesamtergebnis ist von einer schlechten Adhärenz auszugehen. Das gleiche gilt für die Kurzversion.

1.	Ich muss keine Medikamente mehr einnehmen, sobald ich mich besser fühle	Stimmt **Stimmt nicht**
2.	Für mich überwiegt das Gute der Medikamente über das Schlechte	**Stimmt** Stimmt nicht
3.	Ich fühle mich komisch und „zugedröhnt", wenn ich Medikamente einnehme	Stimmt **Stimmt nicht**
4.	Auch außerhalb der Klinik brauche ich meine Medikation regelmäßig	**Stimmt** Stimmt nicht
5.	Wenn ich Medikamente einnehme, dann nur auf Druck von anderen Menschen	Stimmt **Stimmt nicht**
6.	Ich bekomme mein Umfeld und was ich tue mit Medikation besser mit, als ohne Medikation	**Stimmt** Stimmt nicht
7.	Die Medikamenteneinnahme wird mir nicht schaden	**Stimmt** Stimmt nicht
8.	Ich nehme die Medikamente freiwillig ein	**Stimmt** Stimmt nicht
9.	Medikamente machen mich entspannter	**Stimmt** Stimmt nicht
10.	Ich bin mit Medikamenten nicht anders als ohne Medikamente	Stimmt **Stimmt nicht**
11.	Die unangenehmen Nebenwirkungen von den Medikamenten sind immer vorhanden	Stimmt **Stimmt nicht**
12.	Medikamente machen mich müde und träge	Stimmt **Stimmt nicht**
13.	Ich nehme Medikamente nur ein, wenn ich mich krank fühle	Stimmt **Stimmt nicht**
14.	Medikamente sind langsam wirkende Gifte	Stimmt **Stimmt nicht**
15.	Ich komme mit meinen Mitmenschen besser aus, wenn ich Medikamente einnehme	**Stimmt** Stimmt nicht

16.	Ich kann mich auf nichts konzentrieren, wenn ich Medikamente einnehme	Stimmt **Stimmt nicht**
17.	Ich weiß besser als der Arzt, wann ich Medikamente nicht mehr einnehmen muss.	Stimmt **Stimmt nicht**
18.	Ich fühle mich unter Medikation normaler	**Stimmt** Stimmt nicht
19.	Ich bin lieber krank, als Medikamente einnehmen zu müssen	Stimmt **Stimmt nicht**
20.	Es ist unnatürlich, wenn mein Körper und Geist durch Medikamente kontrolliert wird	Stimmt **Stimmt nicht**
21.	Meine Gedanken sind unter Medikation klarer	**Stimmt** Stimmt nicht
22.	Ich sollte die Medikation auch einnehmen, wenn ich mich gut fühle	**Stimmt** Stimmt nicht
23.	Die Medikamenteneinnahme schützt mich vor einem Rückfall	**Stimmt** Stimmt nicht
24.	Der Arzt muss entscheiden, wann die Medikation abgesetzt wird	**Stimmt** Stimmt nicht
25.	Dinge, die ich leicht erledigen könnte, sind unter Medikation schwer für mich zu erledigen	Stimmt **Stimmt nicht**
26.	Ich fühle mich glücklicher und besser, wenn ich Medikamente einnehme	**Stimmt** Stimmt nicht
27.	Ich nehme die Medikamente um mein Verhalten, das andere stört (nicht mich!), zu kontrollieren	Stimmt **Stimmt nicht**
28.	Ich kann mich mit Medikamenten nicht entspannen	Stimmt **Stimmt nicht**
29.	Ich habe bessere Kontrolle über mich, wenn ich Medikamente einnehme	**Stimmt** Stimmt nicht
30.	Dadurch, dass ich die Medikamente regelmäßig einnehme, sorge ich dafür, dass ich nicht erneut einen Zusammenbruch erlebe	**Stimmt** Stimmt nicht

Für jede Antwort in Fettschrift jeweils + 1 Punkt, für die Antworten in Normalschrift jeweils -1 Punkt.

Abb. 7: Drug Attitude Inventory, Langversion (Original)

1.	Aus meiner Sicht überwiegen die guten Seiten der Medikamente	**Stimmt** Stimmt nicht
2.	Wenn ich die Medikamente nehme, fühle ich mich merkwürdig, wie im »Tran«	Stimmt **Stimmt nicht**
3.	Ich nehme die Medikamente aufgrund meiner eigenen Entscheidung	**Stimmt** Stimmt nicht
4.	Durch die Medikamente fühle ich mich entspannter	**Stimmt** Stimmt nicht
5.	Durch die Medikamente fühle ich mich träge und müde	Stimmt **Stimmt nicht**
6.	Ich nehme Medikamente nur, wenn ich krank bin	Stimmt **Stimmt nicht**
7.	Ich fühle mich »normaler«, wenn ich Medikamente nehme	**Stimmt** Stimmt nicht
8.	Ich finde es »unnatürlich«, wenn Geist und Körper von Medikamenten beeinflusst werden	Stimmt **Stimmt nicht**
9.	Meine Gedanken sind mit Medikation klarer	**Stimmt** Stimmt nicht
10.	Medikamente schützen mich vor einem erneuten Zusammenbruch	**Stimmt** Stimmt nicht
	Bitte Tragen Sie weitere Anmerkungen zu Ihrer Medikation hier ein:	

Abb. 8: Drug Attitude Inventory, Kurzversion, deutsche Übersetzung.
Für jede Antwort in Fettschrift jeweils + 1 Punkt, für die Antworten in Normalschrift jeweils -1 Punkt.

4.3.2 Personal Evaluation of Transition to Treatment (PETiT)

Der PETiT-Test (Abb. 7) wurde von Vorugati und Awad bereits 2002 entwickelt und validiert. Dieser Test dauert etwas länger, gibt dem Patienten aber mehr Antwortmöglichkeiten als der DAI. Wie auch der DAI wurde der Test für Patienten, die an einer Schizophrenie erkrankt sind und Antipsychotika einnehmen müssen, entwickelt. Der Test soll vor allem zeigen, ob sich die Einstellung zu einer antipsychotischen Medikation im Therapieverlauf verändert. Die Fragen beziehen sich jeweils auf das Befinden in der vorangegangenen Woche. Es gibt drei Antwortmöglichkeiten:

»Oft«: der Patient fühlt oder handelt oft in der beschriebenen Art und Weise.

»Manchmal«: der Patient fühlt oder handelt manchmal in der beschriebenen Art und Weise.

»Nie«: der Patient hat sich nie so gefühlt oder gehandelt während der vorangegangenen Woche.

Allgemeine Fragen

	Oft	Manchmal	Nie
Mein Kopf ist klarer und ich bin konzentrierter			
Ich bin über meinen Gesundheitszustand besorgt			
Ich fühle mich benommen und kraftlos			
Ich glaube, dass sich Menschen in meiner Nähe wohlfühlen			
Ich fühle mich zu müde, um Dinge zu erledigen			
Es ist schwer für mich, neue Ideen zu entwickeln			
Ich kann anderen Menschen nicht vertrauen			
Ich bin mit meinem Leben zufrieden			
Ich kann mich auf ein Buch konzentrieren oder einer Fernsehsendung folgen.			
Ich bin unglücklich			
Ich habe Familie und Freunde, die mich wirklich verstehen			
Meine Libido ist vermindert			
Ich kann mich besser mit Menschen unterhalten			
Alltagsdinge, wie Hausputz und Einkaufen überfordern mich			
Ich erinnere mich leicht an Dinge			
Ich kann mir vorstellen, arbeiten zu gehen			
Ich fühle mich gut			
Meine Zukunft scheint rosig			
Ich vermeide es, neue Leute kennenzulernen			
Ich fühle mich komisch			
Ich kann meinen Alltag bewältigen			
Ich mag mein Aussehen nicht			
Ich schlafe schlecht			
Ich erledige Dinge genauso gut wie andere Menschen			

Fragen zur Medikation

Frage	Meistens	Manchmal	Nie
Ich vergesse die Medikamenteneinnahme			
Meine Medikation hilft mir			
Freunde und Familie meinen, dass die aktuelle Medikation gut für mich sei			
Ich mag meine aktuelle Medikation nicht			
Medikamente einzunehmen, ist unerfreulich			
Ich merke, dass das Gute das Schlechte hinsichtlich der Medikamenteneinnahme überwiegt.			

Abb. 9: PETiT-Fragebogen

4.3.3 Clinician Rating Scale (CRS)

CRS wurde von Kemp 1996 entwickelt. Eine ordinale Skala von 1-7 findet Anwendung zur Adhärenz-Beurteilung durch den Heilberufler. Je höher die Summe, desto adhärenter der Patient.

Level der Adhärenz	Rating
Komplette Verweigerung	1
Teilweise Verweigerung oder nur minimale Dosis, die eingenommen wird	2
Nimmt Medikation nur, da es verpflichtend ist, viel Druck von außen ausgeübt wird, unter Überredung. Patient hinterfragt die Einnahme von Medikamenten sehr stark und regelmäßig (ca. alle 2 Tage)	3
Der Patient hinterfragt die Medikamenteneinnahme regelmäßig (ca. einmal pro Woche)	4
Passive Akzeptanz	5
Moderate Beteiligung des Patienten, etwas Wissen und Interesse bezüglich Medikation ist vorhanden, Einnahme erfolgt auch ohne Aufforderung	6
Aktive Partizipation, übernimmt Verantwortung für die Therapie, Akzeptanz gegenüber dem Therapieregime vorhanden	7

Abb. 10: Clinician Rating Scale

4.3.4 Brief Adherence Rating Scale (BARS)

BARS (Abb. 11) ist eine Skala, die von Heilberuflern und Patienten ausgefüllt werden muss. Die Skala wurde 2008 von Byerly entwickelt und validiert. Sie umfasst drei Fragen sowie eine visuelle Analogskala (0-100 %). Die Skala wurde nur für Patienten, die an Schizophrenie erkrankt sind, validiert. Die Durchführung dauert weniger als 5 Minuten.

Folgende Punkte werden erfragt:
1. Anzahl von verordneten Dosierungen/Tag.
2. Anzahl von Tagen im vergangenen Monat, an denen der Patient die Medikation nicht eingenommen hat (Einzeldosis).
3. Anzahl von Tagen im vergangenen Monat, an denen der Patient weniger als die verordnete Dosis eingenommen hat (z. B. Vergessen einer Einzeldosis).

1. Was hat Ihnen der Arzt gesagt, wieviel Tabletten des Präparats Sie einnehmen sollen?		
2. Im letzten Monat: An wie vielen Tagen im letzten Monat haben Sie die Medikation nicht eingenommen?	wenige, falls überhaupt (<7)	
	7 – 13	
	14 – 20	
	Meistens (>20)	
3. An wie vielen Tagen im letzten Monat haben Sie weniger von dem Präparat eingenommen, als von Ihrem Arzt eigentlich verordnet? 1 = schlechte Adhärenz, 4 = gute Adhärenz	Immer bis fast immer (75 – 100 %) = 1	
	Meistens (51 – 74 %) = 2	
	Manchmal (26 – 50 %) = 3	
	Immer bis fast immer (0 – 25 %) = 4	

Bitte tragen Sie in der gepunkteten Linie ein, wie Sie glauben, welcher Wert die Einnahme der Medikation vom Patienten im vergangenen Monat insgesamt am besten beschreibt (%).

```
|''''''''''|''''''''''|''''''''''|''''''''''|''''''''''|''''''''''|''''''''''|''''''''''|''''''''''|''''''''''|
0          10         20         30         40         50         60         70         80         90         100  (%)
Keine                                                                                                         Alle
```

Antwort oben in der Zeile (%) = _____

Abb. 11: Brief Adherance Rating Scale

4.3.5 Morisky Medication Adherence Questionnaire (MAQ)

Morisky entwickelt 1986 den MAQ.

MORISKY MEDICATION ADHERENCE QUESTIONNAIRE (DEUTSCH)

Item
1. Vergessen Sie manchmal die Medikamenteneinnahme?
2. Haben Sie die Medikation in den letzten 2 Wochen vergessen, einzunehmen?
3. Haben Sie aufgehört, die Medikamente einzunehmen, als es Ihnen schlechter ging?
4. Haben Sie schon einmal vergessen, die Tabletten mit auf Reisen zu nehmen?
5. Haben Sie gestern Ihre Medikation eingenommen?
6. Haben Sie aufgehört, die Tabletten zu nehmen, als die Erkrankung gut kontrolliert war?
7. Macht es Sie ärgerlich, dass Sie sich an den Therapieplan halten müssen?
8. Wie oft haben Sie Schwierigkeiten, sich an die Medikationseinnahme zu erinnern?

Abb. 12: Morisky Medication Adherence Questionnaire

4.3.6 Medication Adherence Rating Scale (MARS)

Thompson entwickelte 2000 die MARS (Abb. 13) und versuchte damit einige Fehler, die er in DAI und Morisky Medication Adherence Questionnaire (MAQ) festgestellt hatte, zu eliminieren. Auch hier soll der Patient sein Befinden in der vorangegangenen Woche beschreiben und die Antwort ankreuzen. Die MARS gibt es in mehreren Sprachen.

1.	Vergessen Sie manchmal die Medikamenteneinnahme?	Ja/Nein
2.	Sind sie manchmal unzuverlässig mit der Medikamenteneinnahme?	Ja/Nein
3.	Wenn Sie sich besser fühlen, lassen Sie dann manchmal die Medikation weg?	Ja/Nein
4.	Lassen Sie manchmal, wenn sie sich nach Medikamenteneinnahme schlechter fühlen, die Medikamente weg?	Ja/Nein
5.	Ich nehme meine Medikation nur, wenn ich mich schlecht fühle und krank bin.	Ja/Nein
6.	Es ist unnatürlich, seinen Körper und Geist durch Medikamente zu regulieren.	Ja/Nein
7.	Meine Gedanken sind ohne Medikamente klarer.	Ja/Nein
8.	Meine Medikamente verhindern, dass ich wieder krank werde.	Ja/Nein
9.	Ich fühle mich komisch, fast wie ein Zombie, unter der Medikation	Ja/Nein
10.	Die Medikation macht mich müde und kraftlos.	Ja/Nein

Abb. 13: Medication Adherance Rating Scale (MARS)

4.3.7 Adherence Medication Refills and Medications Scale (ARMS)

Der ARMS-Fragebogen (Abb. 14) wurde 2009 von Kripalani et al. aus Nashville, USA entwickelt und dient der Aufdeckung von Ursachen für Non-Adhärenz. Die Validierung erfolgte bei Patienten mit koronarer Herzkrankheit und unterschiedlichem Bildungsstand.

1.	Wie oft vergessen Sie Ihre Arzttermine?
2.	Wie oft vergessen Sie, Ihre Medikation einzunehmen?
3.	Wie oft entscheiden Sie sich dazu, Ihre Medikation nicht einzunehmen?
4.	Wie oft vergessen Sie, sich um ein Rezept zu kümmern, bevor die Tabletten ausgegangen sind?
5.	Wie oft sind Ihnen die Tabletten ausgegangen?
6.	Wie oft lassen Sie eine Einzeldosis aus, bevor Sie zum Arzt gehen?
7.	Wie oft vergessen Sie die Medikamenteneinnahme, wenn Sie sich besser fühlen?
8.	Wie oft vergessen Sie die Medikamenteneinnahme, wenn Sie sich krank fühlen?
9.	Wie oft nehmen Sie Medikamente von anderen Personen ein?
10.	Wie oft vergessen Sie die Medikamenteneinnahme durch Unachtsamkeit?
11.	Wie oft ändern Sie selbstständig die Dosierung Ihrer Medikation?

12. Wie oft vergessen Sie die Medikamenteneinnahme bei Tabletten, die sie öfter als einmal täglich einnehmen sollen?

13. Wie oft lösen Sie die Rezepte nicht ein, weil Ihnen das Geld dafür fehlt?

14. Wie oft planen Sie rechtzeitig das Rezept zu bestellen, abzuholen und einzulösen, bevor die Medikation leer ist?

Abb. 14: Adherence Medication Refills and Medications Scale

4.3.8 Adherence Barriers Questionnaire (ABQ)

Der ABQ-Fragebogen dient der Identifikation von Faktoren, die Non-Adhärenz verursachen könnten. Er wurde an Patienten mit Vorhofflimmern validiert und 2015 von Müller et al. publiziert. Er wurde mittlerweile um die Indikation HIV erweitert (ABQ-HIV). Der Patient gibt einen Punktwert von 1-4 für jede Frage. 1 Punkt: trifft nicht zu, 4 Punkte: trifft voll zu.

1.	Ich verstehe alles, was mir mein Arzt, Apotheker, PTA oder Pflegekraft erklärt haben.
2.	Ich kann die Namen der Medikamente und deren Indikation ohne Zögern aufzählen.
3.	Ich vertraue meinem Arzt und stimme dem gemeinsamen Therapieplan zu.
4.	Meine Medikation hilft mir nur, wenn ich sie regelmäßig einnehme.
5.	Medikamente sind Gift für den Körper. Wenn möglich, nimmt man keine ein.
6.	Ich fühle mich gesund und fühle mich daher unsicher, ob ich die Medikamente wirklich benötige.
7.	Ich nehme meine Medikation jeden Tag, regelmäßig zu festgelegten Uhrzeiten bzw. zu festgelegten Gegebenheiten (Zähneputzen etc.) ein.
8.	Ich empfinde die Zuzahlung der Medikation als Hürde, meine Medikamente regelmäßig einzunehmen.
9.	Ich bin sehr vergesslich und vergesse fast täglich etwas.
10.	Ich fühle mich oft schlecht, manchmal auch unmotiviert und depressiv.
11.	Ich habe häufig ein Problem mit der Medikamenteneinnahme oder es ist schwer für mich, die korrekten Einnahmebedingungen einzuhalten.
12.	Ich muss Hindernisse bezüglich meiner Gesundheitsversorgung überwinden.
13.	Ich brauche Hilfe, um meine Medikamente täglich einzunehmen, aber ich bekomme keine Hilfe.
14.	Ich habe Angst vor Nebenwirkungen meiner Medikation.
15. a)	Falls ich Nebenwirkungen verspüre, würde ich dies mit meinem Arzt besprechen, beziehungsweise bei Nebenwirkungen in der Vergangenheit habe ich bereits mit meinem Arzt darüber gesprochen.
15. b)	Falls ich Nebenwirkungen verspüre, würde ich die Medikation weglassen oder die Dosis reduzieren. Wenn ich Nebenwirkungen verspürt habe, habe ich die Dosis reduziert oder die Medikation abgesetzt.

Abb. 15: Adherence Barriers Questionnaire

5. Ursachen von partieller Adhärenz und Non-Adhärenz

Die WHO hat bereits 2003 fünf Dimensionen der Non-Adhärenz definiert: Krankheitsbezogene Faktoren, therapiebezogene Faktoren, patientenbezogene Faktoren, soziale und ökonomische Faktoren, und Gesundheitssystem-bedingte Faktoren (Abb. 16).

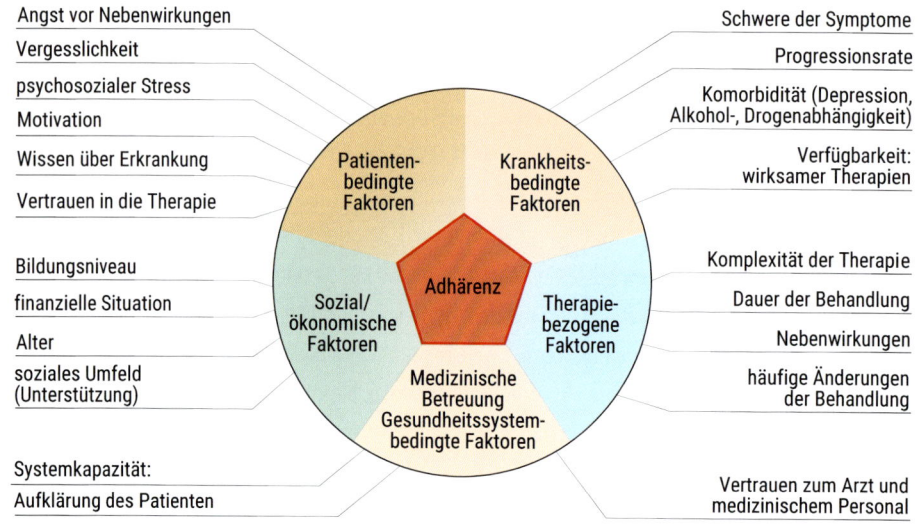

Abb. 16: Adhärenzbeeinflussende Faktoren nach WHO

In einer Untersuchung von 2013 haben Kardas und Kollegen 771 Prädiktoren für ungenügende Adhärenz identifiziert. Daraus lässt sich ableiten, dass die Förderung der Adhärenz einer sehr individuellen und patientenzentrierten Beratung bedarf. Dafür schlägt die internationale Organisation für wirtschaftliche Zusammenarbeit und Entwicklung (OECD) vier Maßnahmen vor:

- Anerkennen, dass fehlende Adhärenz die Gesundheit schädigt und in Folge die Gesundheitskosten erhöht.
- Begreifen, dass nur wenige Länder systematisch Adhärenz beobachten.
- Anreize schaffen, um Adhärenz zu fördern, denn finanzielle Unterstützung ist für Heilberufler und Patienten ein wesentlicher Faktor.
- Kontrollieren und unterstützen.

Die OECD betont: »Der Adhärenz-Prozess beginnt mit einem Patienten, einem verschreibenden Arzt und einem Apotheker, die alle von anderen Akteuren des Gesundheitssystems unterstützt werden sollten.«.

Im Allgemeinen verbessert sich die Adhärenz eines Patienten, wenn er die Ernsthaftigkeit seines Leidens erkennt, an die Wirksamkeit der Therapie glaubt, mit der medizinischen und pharmazeutischen Betreuung zufrieden ist und bei notwendigen Verhaltensänderungen Unterstützung durch das Umfeld erfährt. Umgekehrt gibt es viele Faktoren, die die Adhärenz negativ beeinflussen, wie zum Beispiel eine schlechte Arzt-Patient Beziehung, unzureichende Aufklärung und Information zu Erkrankung, Medikation und Therapiezielen, fehlendes Vertrauen des Patienten in die Therapie, bzw. auch mangelndes Einverständnis (wie bei Zwangsmedikation), oder auch finanzielle Probleme, die das Einlösen der Rezepte unmöglich machen.

Diese Probleme sollen im Weiteren genauer betrachtet werden.

5.1 Krankheitsbezogene Faktoren

Die Krankheitsschwere scheint die Adhärenz – zumindest nach Studienlage – nicht konsistent positiv zu beeinflussen. Einige Erkrankungen sind jedoch mit einer schlechten Adhärenz verbunden, darunter insbesondere psychiatrische und neurologische Erkrankungen. Sie können mit einer kognitiven Leistungsminderung und dementiellen Symptomen einhergehen (z. B. Depression, M. Alzheimer, M. Parkinson, Chorea Huntington, Schizophrenie, Bipolare Erkrankungen, Angsterkrankungen). Daneben kann fehlende Krankheitseinsicht bestehen, etwa im Rahmen manischer oder psychotischer Episoden.

Erkrankungen können aber auch andere Probleme mit sich bringen, die verhindern, dass der Medikationsplan umgesetzt werden kann, so wie beispielsweise Schluckstörungen, Arthrose der Hände oder Visusminderung. Interventionen sind hier besonders die Identifikation der Adhärenz beeinflussenden Komorbiditäten und deren Behandlung. Auch Hilfsmittel können die Adhärenz fördern (siehe Kapitel ›Adhärenzfördernde Maßnahmen‹).

5.2 Therapiebedingte Faktoren

Je mehr Medikamente gleichzeitig verordnet werden, desto schlechter ist die Adhärenz. Eine Reduktion der Polypharmazie kann also bereits eine adhärenzfördernde Maßnahme darstellen. Bei unbequemer Einnahme, also beispielsweise, wenn das Tablettenbehältnis schwer zu öffnen ist, oder bei schwerer Teilbarkeit der Tabletten, ist die Adhärenz oft vermindert. Stellt man das Arzneimittel in den Fokus der Überlegungen, hat also zunächst der Hersteller weitreichende Möglichkeiten, durch Auswahl einer günstigen Arzneiform und Verpackung, die Adhärenz zu verbessern. Auch die Gestaltung des Beipackzettels (gut lesbar und verständlich) kann einen positiven Beitrag leisten. Ein geschmacksmaskierender Filmüberzug bei Tabletten mit einem bitteren Arzneistoff ist ein weiteres Beispiel, wie die Galenik dem Patienten die Einnahmetreue erleichtern kann.

Eine für den Patienten geeignete Darreichungsform ist also entscheidend für eine gute Adhärenz. Durch sein umfangreiches technologisches Fachwissen kann der Apotheker ganz wesentlich zu einer Verbesserung der Adhärenz bei Auswahl und Beratung zu Darreichungsformen sowie Medikamentenverpackung beitragen. Im Zeitalter von Rabattverträgen kann der Apotheker pharmazeutische Bedenken geltend machen, wenn die Abgabe eines Rabattarzneimittels die Adhärenz gefährden würde, beziehungsweise im Einzelfall den Arzt auf einen »Aut-idem«-Ausschluss ansprechen.

Die Komplexität des Regimes und das Auftreten von Nebenwirkungen sind weitere Faktoren, die die Einnahmetreue vermindern können. Es gilt, die täglichen Einnahmezeitpunkte zu reduzieren und nebenwirkungsärmere Medikamente zu verschreiben, um die Adhärenz zu verbessern. Retardierte Zubereitungen senken die Einnahmefrequenz bei Wirkstoffen mit kurzer Halbwertszeit. Depot-Antipsychotika ermöglichen statt einer (mehrmals) täglichen Tabletteneinnahme eine intramuskuläre Gabe in Abständen von 14, 28 beziehungsweise 84 Tagen. Buvidal® (Wirkstoff Buprenorphin, subkutane Applikation einmal wöchentlich) ist ein Depot-Medikament, das Substitutionspatienten die tägliche Einnahme unter Aufsicht erspart. Magensaftresistente Pelletformulierungen kann der Patient vor oder während der Mahlzeiten einnehmen; monolithische Arzneiformen sollten dagegen nur nüchtern verabreicht werden. Neue galenische Formulierungen mit Hypromellose-Phthalat (zum Beispiel HP-50), sogenannte Super Bioavailability (SUBA®) Darreichungsformen wie Itraisin® können ebenfalls eingesetzt werden, damit Patienten Medikamente unabhängig von der Nahrungsaufnahme einnehmen können. Daher ist die Wahrscheinlichkeit, bei Pelletformulierungen oder SUBA®-Formulierungen einen Einnahmefehler zu machen, der zu Unwirksamkeit der Medikation führen kann, deutlich geringer und der Patient kann wählen, wann er sein Arzneimittel einnimmt: die Adhärenz steigt.

Unterstützt werden solche galenischen Maßnahmen durch einfache Anwendungsvorschriften, vorteilhafte Applikationssysteme sowie geeignete technische Hilfsmittel. Beispielsweise vereinfachen Spacer die Koordination bei inhalativen Arzneiformen. Spacer helfen zudem, Nebenwirkungen zu reduzieren. Moderne Pulverinhalationssysteme, wie zum Beispiel der Novolizer®, geben dem Patienten eine Rückmeldung, ob die Inhalation tatsächlich erfolgt ist.

Die Adhärenz wird häufig von subjektiven Parametern beeinflusst. Dabei stellen Patienten an Medikamente ähnliche Ansprüche wie an vergleichbare Produkte des Alltags. Orale Liquida werden geschmacklich mit Limonade verglichen und Dermatika an den Eigenschaften eines Kosmetikums gemessen. Daher spielen Eigenschaften wie schnelles Einziehen, Spreitbarkeit und Hautgefühl durchaus eine Rolle, obwohl diese für die Wirksamkeit des Arzneistoffs weniger relevant sind. Diesen Ansprüchen haben viele Pharmahersteller in den letzten Jahren Rechnung getragen, so dass Neuentwicklungen bei Dermatika nur noch selten auf der Basis von Vaseline oder anderen Kohlenwasserstoff-Gelen formuliert werden, die nur eine geringe Akzeptanz bei den Anwendern finden. Auch DAC/NRF (Deutscher Arzneimittel-Codex/ Neues Rezepturformularium) berücksichtigt diesen Trend, indem es neue, kosmetisch elegantere Grundlagen wie hydrophobe Hautemulsionsgrundlage in seine Vorschriften aufgenommen hat. Der Geruch eines Dermatikums ist ein nicht zu unterschätzender Faktor bei der subjektiven Bewertung. Nach den Erfahrungen der Kosmetikindustrie ist davon auszugehen, dass die Verbraucher ein angenehm parfümiertes Produkt einem unparfümierten meist vorziehen. Um das Sensibilisierungsrisiko, das von Duftstoffen ausgeht, zu minimieren, muss jedoch auf einen generellen Zusatz von Duftstoffen zu Gunsten einer besseren Verträglichkeit verzichtet werden. Hier konkurrieren zwei Faktoren, die die Adhärenz beeinflussen: Geruch und Hautverträglichkeit. Da Irritationen auch aus medizinischen Gründen nicht akzeptabel sind, hat deren Vermeidung natürlich Vorrang. Sehr problematisch ist es, wenn sensorische Irritationen auftreten. Das sind Missempfindungen, die nach der Applikation subjektiv wahrgenommen werden, sich jedoch nur schwer objektivieren lassen. Hierzu gehört beispielsweise das »Stinging«, eine subjektive, stechende Empfindung. Solche Unverträglichkeitsreaktionen sind sehr schwer zu erfassen, da nur einzelne Personen betroffen sind und man die Ursache nicht auf bestimmte Inhaltsstoffe zurückführen kann. Berichten Patienten von sensorischen Irritationen, kann der Wechsel zu einem Präparat mit einer anderen Grundlage helfen. In speziellen Fällen lassen sich solche Nebenwirkungen auch durch Veränderung des Applikationszeitpunkts verhindern. Ein Beispiel aus der pharmazeutischen Praxis: Bei der Anwendung von Tacrolimus-haltigen Salben wird vermehrtes Hautbrennen beschrieben, wenn die Zubereitung unmittelbar nach dem Duschen oder Baden aufgetragen wird.

Eine einfache und angenehme Applikationsweise steigert die Therapietreue bei der topischen Therapie. Beispielsweise haben sprühbare Sonnenschutz-Emulsionen für Kinder in den vergangenen Jahren zu einer signifikanten Adhärenz-Steigerung geführt. Dem Patienten sollte die Einnahme möglichst »bequem« erscheinen. Es gilt also, dass wenige Einnahmezeitpunkte (z. B. Retardformulierungen), nicht-invasive Darreichungsformen, variabler Einnahmemodus (unabhängig vom Essen versus nüchtern), angenehmer Geschmack, gute Schluckbarkeit/Anwendbarkeit (kleine Tablette, flüssige Darreichungsformen, Hautsprays) und möglichst wenige Arzneimittel (Kombinationspräparate) die Adhärenz verbessern. Besondere Hilfsmittel und Schlucktechniken werden im Kapitel ›Adhärenzfördernde Maßnahmen‹ vorgestellt.

5.3 Patientenbezogene Faktoren

Warum vergessen Patienten, die Medikamente einzunehmen? Ist es eine bewusste Entscheidung (intentionale Non-Adhärenz) oder geschieht dies versehentlich (nicht-intentionale Non-Adhärenz)? Beim patriarchalischen Konzept der Compliance soll der Patient bedingungslos den Anweisungen des Arztes Folge leisten. Dem vorausgesetzt wird, dass die Anweisung korrekt ist, die Diagnose stimmt, das Medikament wirkt, keine Nebenwirkungen auftreten und, dass die Anweisungen verständlich erklärt wurden aber auch leicht umzusetzen sind. Aus Patientensicht stellt sich dies meist ganz anders dar: manchen geht es zum Beispiel besser, obwohl sie das Medikament gar nicht eingenommen haben, anderen geht es schlechter, obwohl sie sich an die Anweisungen des Arztes gehalten haben und es treten Nebenwirkungen auf, die vielleicht schlechter zu ertragen sind, als die Erkrankung selbst. Nicht selten werden Medikamente auch nur verordnet, um dem Patienten »etwas zu geben« und damit seinen Erwartungen gerecht zu werden. Auf den Patienten ausgerichtete Interventionen sind Maßnahmen, die das Wissen des Patienten erweitern und seine Motivation fördern, die Krankheit selbst positiv beeinflussen zu wollen (Patientenschulungen, Beratungsgespräche, Psychoedukation). Erinnerungen durch Telefonanrufe, Alarme, Kalender, Briefe, Prospekte oder Emails können ebenfalls sehr hilfreich sein.

Das Konzept der Adhärenz bezieht den Patienten mit ein, sieht ihn als wichtigen Manager der eigenen Erkrankung, der Wünsche einbringen darf und Therapieanpassungen gemeinsam mit Arzt und Apotheker vornimmt. Bei der Entscheidungsfindung bevorzugen 79 Prozent der Patienten eine solche aktive Rolle. Die Festlegung gemeinsamer Ziele ist daher einer der Hauptfaktoren für eine erfolgreiche Intervention.

Entscheidend ist, welche Kenntnisse der Patient hat, welche Einstellung gegenüber Medikamenten und Heilberuflern, aber auch welche Erwartungen. Glaubt der Patient, dass ihm das Medikament helfen kann? Menschen aus anderen Kulturkreisen können ein anderes Krankheits- und Behandlungsverständnis haben, das die Wirksamkeit und Adhärenz von schulmedizinischen Ansätzen negativ beeinflussen kann.

Die Non-Adhärenz wird heute als Verhaltensstörung eingeordnet, für die es Risikofaktoren und unterschiedliche Ursachen gibt. Durch Verhaltensänderungen kann die Adhärenz verbessert werden. Möglichkeiten zur Adhärenzförderung werden im Kapitel ›Adhärenzfördernde Maßnahmen‹ vorgestellt.

5.3.1 Ängste

Einen Einfluss auf die Adhärenz hat insbesondere die Wahrnehmung des Patienten zur Schwere der Erkrankung. So zeigten in einer Untersuchung die Patienten, die Antibiotika erhielten und die Erkrankung als bedrohlich empfanden, eine bessere Adhärenz als diejenigen, die sich nur leicht krank fühlten. Auch zeigt sich, dass sofortige negative Konsequenzen bei Absetzen der Medikamente (zum Beispiel bei Antiepileptika) die Adhärenz verbessern, im Gegensatz zu Medikamenten, bei denen keine unmittelbare Konsequenz spürbar ist (zum Beispiel bei Antihypertensiva oder Cholesterinsenkern). Eine Besonderheit stellen in diesem Kontext auch akute psychiatrische Krankheitsbilder dar, zu deren Symptomen oftmals fehlende Krankheitseinsicht zählt (z. B. Manie, Psychose), was in niedrigen Adhärenzraten deutlich wird.

Die Angst vor Medikamentenabhängigkeit und die Angst vor einer langfristigen Schädigung des Körpers durch Arzneimittel kann die Therapietreue ebenfalls beeinträchtigen. So wurden Patienten, die an chronischen Erkrankungen (Asthma, Krebserkrankungen, Nierenerkrankungen und Herzerkrankungen) leiden, über die Notwendigkeit der Einnahme von Medikamenten befragt. Obwohl 89 % der Patienten die Medikation als unbedingt notwendig erachteten, äußerten 30 % starke Bedenken zu einer längerfristigen Einnahme aus Angst vor Abhängigkeit und Schädigung des Körpers. Interessanterweise ist die Adhärenz bei Präparaten gegen kosmetisch störende Erscheinungen wie Akne (z. B. Isotretinoin) höher, als die bei der Einnahme von Antihypertensiva. Die Frage ist also, wie der Patient die Wirkung beurteilt und was von einer Medikation zu erwarten ist (10-Jahres Mortalitäts-Reduktion versus Schmerzlinderung oder verbessertes Hautbild). Eine fehlende Aufklärung bezüglich des Therapieziels und der zu erwartenden Wirkung oder auch des Wirkeintritts kann also fälschlicherweise als eine Wirkungslosigkeit seitens der Patienten interpretiert werden. Besonders eine Latenzzeit bis zum Wirkeintritt, wie beispielsweise bei Antidepressiva, führt oft zu einer Non-Adhärenz nach wenigen Tagen.

Die Aufklärung zu Nebenwirkungen kann die Adhärenz verschlechtern und verbessern: einige Patienten werden aus Angst vor Nebenwirkungen eher Abstand von der Einnahme des Medikamentes nehmen, andere werden aus Angst vor Verschlechterung der Symptome die Anweisungen des Arztes genauer befolgen. Es ist also individuell abzuwägen, wie man Patienten zu Nebenwirkungen aufklärt. Pharmakogenetische Untersuchungen können gezielt dazu führen, Ängste vor Nebenwirkungen abzubauen. Es wird dabei bereits vor der Einnahme des Medikamentes geprüft, ob mit einem erhöhten Auftreten von Nebenwirkungen gerechnet werden muss und welche Alternativen eventuell besser verträglich sind.

Immer ungünstig ist es, Patienten durch Schilderung von Schreckensszenarien (»Furcht-Apelle«) zu konsequenter Einnahme bewegen zu wollen. Durch das Schüren von Angst vor den Folgen der Nicht-Einnahme sinkt die Adhärenz sogar. Heute weitgehend verlassene »Furchtap-

pelltheorien« gingen davon aus, dass Menschen mit ihrem Risiko konfrontiert und wachgerüttelt werden müssen. Der Entschluss, ein Risikoverhalten wie zum Beispiel das Rauchen
zu verändern, setze sich demnach aus der eigenen Bedrohungseinschätzung (»Wie gefähr-
det bin ich?«), der Bewältigungseinschätzung (»Kann ich etwas dagegen tun?«) sowie einer
Kosten-Nutzen-Analyse (»Wiegt der Gewinn der Verhaltensänderung die Anstrengung auf?«)
zusammen. Zahlreiche Studien haben gezeigt, dass solche Furchtappelle nur dann wirklich
wirksam sind, wenn gleichzeitig auch die Bewältigungskompetenzen der Person unterstützt
werden. Zudem erzielen Furchtappelle (wie auf Zigarettenschachteln) vorwiegend kurzfristige Effekte und können auch zum Herunterspielen des Risikos oder zu Widerstand führen (siehe Kapitel 11.1 zu Motivational Interviewing).

Auch Vorbehalte gegenüber der Pharmaindustrie mit ihren tatsächlichen oder vermeintlichen »Skandalen« können zu Non-Adhärenz bezüglich der Medikamenteneinnahme führen.

5.3.2 Demografische Faktoren

Die Adhärenz steigt bis zur 7. Lebensdekade an und fällt danach ab, dies ist vermutlich mit
nachlassendem Gedächtnis und zunehmender Einschränkung der Mobilität zu begründen.
Niedrige Gesundheitsbildung, Obdachlosigkeit und fehlender Versicherungsschutz korrelier-
ten in Studien negativ mit der Adhärenz. Das Geschlecht und ethnische Zugehörigkeit sowie
Familienstand scheinen die Adhärenz nicht zu beeinflussen.

5.3.3 Internet

Das Internet stellt zweifellos eine große Errungenschaft der Menschheit dar. Nie geahnte In-
formationsmengen können sekundenschnell abgerufen werden. Als Gesundheitsberater und
damit als Ersatz für Arzt und Apotheker ist das Internet aber ungeeignet. In einschlägigen Fo-
ren findet sich als Diskussionsbeitrag getarnte Werbung für bestimmte Präparate, und Laien
übernehmen plötzlich Expertenfunktion, indem sie Tipps zur Änderung einer Arzneimitteltherapie geben, und das auf Grundlage spärlicher Informationen. Wichtig für Heilberufler ist es,
die Patienten zu fragen, was sie dort gelesen haben, um die inkorrekten Inhalte dann gegebenenfalls zu korrigieren und auf den Patienten individuell zugeschnitten zu relativieren und um
wichtige Information zu ergänzen.

5.3.4 Autonomiebestreben

Patienten können Erkrankungen als Einschränkung der Autonomie erleben. Ein insulinpflichti-
ger Diabetiker muss sich beim Essen einschränken, mehrmals täglich Blutzucker messen und
immer Insulin bei sich haben. Der ganze Tagesablauf ist durch die Erkrankung bestimmt. In
diesem System kann der Patient die Medikamenten-Non-Adhärenz (aber auch Lifestyle Änderungen, die nicht beachtet werden) als Rückgewinn der Autonomie erleben. Nur er entscheidet,
ob er Insulin spritzt, oder nicht. Dies erlebt man auch häufig bei psychiatrischen Patienten, die
richterlich in einer Klinik untergebracht wurden. Sie sind gegen ihren Willen in der Klinik, müssen früh aufstehen, an Therapien teilnehmen und in manchen Fällen sogar gegen ihren Willen Medikamente einnehmen, sofern Gefahr im Verzug ist. Non-Adhärenz vermittelt dem Patienten das Gefühl von Autonomie, die ihm systembedingt genommen wurde.

5.4 Soziale und ökonomische Faktoren

Fehlende soziale Unterstützung kann zu einer eingeschränkten Adhärenz führen. Daher ist auch die Einbeziehung des Umfelds in die Therapie ratsam. Patienten mit einem stabilen familiären Umfeld haben eine deutliche bessere Adhärenz als Alleinlebende. Angehörige können sich aber auch negativ auf die Adhärenz auswirken. Patienten wurden befragt, ob sie sich nach Antihypertensiva-Einnahme besser fühlen. 43 % der Patienten gaben eine Besserung an, jedoch nur 1 % der Angehörigen empfand dies auch so. 99 % der Angehörigen beschrieben eine Verschlechterung des Zustands. Es ist also wichtig, auch die Angehörigen über die Erkrankung und die Behandlung zu informieren. Patienten sollten sich beispielsweise in Selbsthilfegruppen oder durch »Peer-to-peer-Beratung« mit anderen Betroffenen austauschen und Erfahrungen teilen.

Mit der Zahl an Familienmitgliedern und vom Patienten abhängigen Familienmitgliedern sinkt die Adhärenz, ebenso bei schlechtem Bildungsniveau und Arbeitslosigkeit. Patienten mit weiten Wegen zu Arzt und zur Apotheke sind weniger adhärent als solche in einem Umfeld guter Infrastruktur. Dies ist besonders in diesen Zeiten Anlass zur Besorgnis, da die medizinische und pharmazeutische Versorgung der Landbevölkerung immer ungenügender wird. Interventionen sind hier insbesondere: soziale Unterstützung (Selbsthilfegruppen, Verwandte einbeziehen), sowie auf politischer Ebene eine Senkung des Preises/der Zuzahlung für Medikamente, Ausweitung der Gesundheitsbildung, Vereinfachung des Zugangs zu medizinischen Leistungen und Krankenversicherung für alle.

5.5 Gesundheitssystembedingte Faktoren

Ein vertrauensvolles Arzt-Patient- bzw. Apotheker-Patient-Verhältnis verbessert in Studien konsistent die Adhärenz des Patienten. Je besser die Patienten informiert und in die Behandlung einbezogen werden, desto eher sind sie adhärent. Die Wirksamkeit einer pharmazeutischen Intervention auf die Adhärenz wurde insbesondere von Murrey und Kollegen bei Herzinsuffizienzpatienten gezeigt. Durch Arzneimittelanamnese und Beratungsgespräche alle 8 Wochen war die Adhärenz der Patienten in der Interventionsgruppe nach 9 Monaten mit 79 % deutlich höher, als in der Kontrollgruppe mit 68 %.

Wu et al. zeigten zudem, dass auch telefonische pharmazeutische Beratungen eine positive Wirkung auf die Adhärenz haben können: die Mortalität bei chronisch Kranken mit reduzierter Adhärenz und Polypharmazie sank um 41 %.

In einer randomisierten kontrollierten Studie in belgischen Apotheken war ebenfalls eine gute Zusammenarbeit zwischen Hausarzt und Apotheke die Basis für eine Adhärenz-Förderung. Der Hausarzt informierte den Patienten über die Studie. Wenn dieser einwilligte, erhielt er in der Apotheke seine Atorvastatin-Tabletten in einem MEMS®-Behältnis. Der Apotheker erklärte dem Patienten den Einfluss von Cholesterol und Blutlipiden auf das kardiovaskuläre Risiko und gab ihm eine »Alarmkarte« mit, die einmal täglich ein akustisches Signal aussandte, um ihn an die Arzneimitteleinnahme zu erinnern. Zwölf Monate lang wurde das MEMS®-Behältnis zu verabredeten Zeitpunkten (einmal monatlich oder einmal alle drei Monate) in der Apotheke ausgelesen und dann wieder befüllt. Dabei diskutierte der Apotheker die Adhärenz-Daten mit dem Patienten. Nach dem letzten Betreuungsgespräch ging der Patient zur Abschlussuntersuchung zu seinem Hausarzt. Die Ergebnisse dieser Studie zeigten eine Adhärenz-Verbesserung in der intensiv betreuten Patientengruppe. Die Persistenz zum Einjahreszeitpunkt konnte in der Interventionsgruppe im Vergleich zur Kontrollgruppe um 13 Prozent verbessert werden. Dies ist besonders beachtlich, da aus anderen Studien bekannt ist, dass die Hälfte der Patienten eine Statintherapie bereits nach 6 bis 18 Monaten eigenmächtig absetzt.

Auch in Deutschland laufen einige wissenschaftliche Projekte zur Adhärenz-Förderung durch pharmazeutische Betreuung. Eine Studie bei Patienten nach Lebertransplantation und Therapie mit Immunsuppressiva am Universitätsklinikum Mainz zeigte eine signifikante Verbesserung der täglichen Adhärenz bei Patienten der Interventionsgruppe. Diese betrug in der Kontrollgruppe 81±12 Prozent und in der Interventionsgruppe 90±6 Prozent (p = 0,015).

An der Universität Bonn wurden die Adhärenz von Brust- und Darmkrebspatienten unter per os applizierter Chemotherapie mit Capecitabin (Xeloda®) und der Einfluss einer standardisierten pharmazeutischen Betreuung untersucht. Die Ergebnisse zeigten in Bezug auf die Adhärenz, die mittels Technologie gemessen wurde, eine signifikante Verbesserung hinsichtlich des primären Endpunkts tägliche Compliance von 93,80 % in der Kontrollgruppe auf 98,45 % in der Interventionsgruppe. Die Wahrscheinlichkeit, dass ein Patient zum Ende der Beobachtungszeit (126 Tage) noch mit Capecitabin therapiert wurde, lag in der Interventionsgruppe mit 83 % signifikant höher als in der Kontrollgruppe mit 48 %. Die Number Needed to Treat zur Verhinderung eines solchen Intervalls durch pharmazeutische Betreuung lag bei 6. Die Studie zeigte, dass pharmazeutische Betreuung einen signifikanten Beitrag zur Adhärenzförderung von Patienten unter per os applizierbarer Chemotherapie leisten kann.

Da die peroral applizierbare, ambulante Tumortherapie und damit die Adhärenz von Krebspatienten zunehmend an Bedeutung gewinnen, könnte sich für die öffentliche Apotheke ein neues Betreuungsgebiet erschließen, da nun auch Krebspatienten immer öfter ihre Medikation in der Apotheke abholen und nicht nur Infusionschemotherapien in der Arztpraxis oder der Krankenhausambulanz erhalten.

Die PHARM-CHF-Studie ist weltweit die erste prospektive randomisierte Studie, die den Effekt einer kontinuierlichen und interdisziplinären Intervention auf die Adhärenz bei Patienten mit Herzinsuffizienz untersucht hat. Die Intervention der PHARM-CHF-Studie verbesserte die mittlere Einnahmetreue von drei kombiniert betrachteten Arzneistoffklassen bei Herzinsuffizienz und erhöhte gleichzeitig den Anteil einnahmetreuer Patienten signifikant und relevant. Die Anzahl an Patienten, die die Intervention erhalten müssen, um einen Patienten als einnahmetreu zu klassifizieren (NNT), ist mit weniger als sechs sehr niedrig. Die Intervention führte zudem zu einer klinisch bedeutsamen Verbesserung der gesundheitsbezogenen Lebensqualität der Patienten. Die Interventionspatienten wurden über den gesamten Zeitraum durch Studienärzte sowie Studienapotheker interdisziplinär betreut. Patienten der Interventionsgruppe suchten nach Randomisierung und erster ärztlicher Visite ihre vor der Randomisierung frei gewählte Apotheke auf. Die Intervention startete dann mit einer Medikationsanalyse Typ 2a (Brown Bag Review), bei der die Gesamtmedikation der Patienten durch die Studienapotheker erfasst und mithilfe einer Checkliste auf potenzielle ABP (arzneimittelbezogene Probleme) geprüft wurde. Das Ergebnis der Medikationsanalyse war ein interdisziplinär konsolidierter Medikationsplan, der dem Patienten ausgehändigt wurde. Während der Studiendauer kam der Patient wöchentlich oder alle zwei Wochen in die Apotheke, um seine individuell gestellte und auf AMTS (Arzneimitteltherapiesicherheit) geprüfte Medikation zu erhalten. Dabei entschied der Apotheker zusammen mit dem Patienten, welche wöchentliche Dosierhilfe verwendet wurde. Das Stellen der Arzneimittel folgte den Empfehlungen der Leitlinie der Bundesapothekerkammer (BAK). Bei den Apothekenbesuchen beriet der Apotheker den Patienten zur Einnahme seiner Medikation, zur Einnahmetreue, zu seinem Gewichtsprotokoll sowie zu möglichen Wechsel- und Nebenwirkungen. Zudem wurden Blutdruck und Puls gemessen. Bei Symptomverschlechterung oder bei arzneimittelbezogenen Problemen (ABP) wurde ein Arztbesuch angeraten, beziehungsweise der zuständige Arzt kontaktiert. Patienten der Kontrollgruppe erhielten diese intensivierte Betreuung nicht, sie wurden unverändert von ihrem Arzt behandelt und von Apotheken ihrer Wahl mit Arzneimitteln versorgt.

Berechnet wurde die Einnahmetreue über die Bestimmung der Proportion of Days Covered (PDC). Die PDC ist der Quotient aus Tagen mit Medikation (berechnete Reichweite auf Basis von Packungsgröße und verordneter Dosierung) dividiert durch die Anzahl an Tagen im Beobachtungszeitraum. Der Anteil der Patienten mit einer PDC ≥ 80 Prozent und die Lebensqualität (Minnesota Living with Heart Failure Fragebogen Score (MLHFQ)) stellten die hauptsächlichen sekundären Endpunkte der Studie dar. Die Interventionsgruppe bestand aus n = 110 und die Kontrollgruppe aus n = 127 Patienten. Im ersten Studienjahr lag die mittlere Einnahmetreue (primärer Wirksamkeitsendpunkt) in der Interventionsgruppe bei 91,2 Prozent. Sie war mit 5,7 Prozentpunkten signifikant höher als in der Kontrollgruppe (p = 0,007). Der Anteil einnahmetreuer Patienten in den ersten 365 Tagen (PDC ≥ 80 Prozent) stieg in der Interventionsgruppe von 44 Prozent auf 86 Prozent und in der Kontrollgruppe von 42 Prozent auf 68 Prozent. Der Unterschied war mit 18 Prozentpunkten (p = 0,005) signifikant. Im ersten Jahr verbesserte sich die gesundheitsbezogene Lebensqualität deutlicher in der Interventions- als in der Kontrollgruppe, jedoch ohne signifikanten Unterschied. Im zweiten Studienjahr stieg die Lebensqualität in der Interventionsgruppe weiter an, während sie sich in der Kontrollgruppe verschlechterte. Der Unterschied war mit 7,8 Punkten nicht nur signifikant (p = 0,02), sondern auch klinisch relevant. Die Intervention der PHARM-CHF-Studie war interdisziplinär, adressierte verschiedene wichtige Aspekte wie Einnahmetreue, AMTS und Symptomkontrolle und ist – besonders relevant – regelmäßig und kontinuierlich. Sie kann entscheidend zur Verbesserung der Einnahmetreue und der Lebensqualität von Patienten mit Herzinsuffizienz beitragen.

Das Verständnis des Patienten bezüglich der Krankheitszusammenhänge und der Notwendigkeit, Medikamente einnehmen zu müssen, ist entscheidend. Die Zeit, die Heilberuflern für einen Patienten zur Verfügung steht, ist dabei von großer Bedeutung. Je mehr Hausbesuche durchgeführt werden, desto höher die Adhärenz. Ähnliches dürfte auch für die Frequenz von Arztbesuchen in der Praxis gelten. Präsenz, Wertschätzung und Empathie sind der Schlüssel für eine erfolgreiche Kommunikation (siehe Kapitel 9 »allgemeine Regeln der Kommunikation«). Interventionen sind hier insbesondere: Verbesserung der Heilberufler-Patient-Beziehung, Fort- und Weiterbildung der Heilberufler und damit Schaffung von Kompetenz für den Aufbau von Vertrauen. Faktoren, die vor allem politisch gesteuert werden können, umfassen die Schaffung finanzieller Anreize für Leistungserbringer zur Durchführung von adhärenzsteigernden Maßnahmen und interdisziplinärer Zusammenarbeit, sowie dem Abbau von Arbeitsüberlastung der Heilberuflern. Auch die Rabattverträge (Non-Adhärenz durch häufigen Präparatewechsel) und Lieferengpässe können vom Apotheker vor Ort nicht beeinflusst, jedoch von der Politik gesteuert und somit verbessert werden.

6 Apotheker-Kundenbeziehung

Eine intensive Kundenbeziehung stand bislang vorwiegend hinsichtlich der Generierung von Zusatzverkäufen im Fokus des apothekerlichen Interesses. Zahlreiche Strategien wurden dazu publiziert, wie man eine Kundenbeziehung aufbauen kann, um Zusatzverkäufe zu erzielen. Im Rahmen von pharmazeutischen Dienstleistungen geht es aber nicht um Zusatzverkäufe – auch wenn das eine das andere nicht ausschließt. Eine Apotheker-Patient-Beziehung ist so noch nicht formuliert und beforscht worden. Auch die Terminologie »Patient« ist in der Apotheke (noch) nicht allgemein üblich. Dabei ist der Rat des Apothekers vielen Kunden wichtiger als der des Arztes. Der Kunde/Patient sollte im Mittelpunkt des Handels in jeder Apotheke stehen.

Ziel muss es daher sein, eine langfristig tragfähige Beziehung zum Patienten herzustellen, was eine besondere Herausforderung darstellt. Durch freie Apothekenwahl, Online-Apotheken u. v. m. wird es immer schwieriger, Patienten zu überzeugen, möglichst nur in eine Apotheke zu kommen. Eine Kundenkarte bedeutet nicht, dass der Patient nur eine Apotheke besucht. Dem Patienten muss deutlich aufgezeigt werden, warum es für ihn günstig ist, nur eine Apotheke zu aufzusuchen (Arzneimitteltherapiesicherheit, Arzneimittelsicherheit, vertrauensvolle Beratung und Betreuung). Kundenzufriedenheit ist also der Schlüssel dazu, eine Bindung und Beziehung aufzubauen. Kundenzufriedenheit führt jedoch nicht zwangsläufig auch zur Kundenbindung. Es bedarf daher ständiger Kundenorientierung und konstanter Qualität aller Mitarbeiter und Leistungen. Zentrales Moment in der pharmazeutischen Beratung ist die Kompetenz der Mitarbeiter, in die investiert werden sollte und muss, um den Ansprüchen des Patienten gerecht zu werden. Um pharmazeutische Dienstleistungen, wie Adhärenzförderung anzubieten, braucht es qualifizierte Mitarbeiter. Darüber hebt sich die öffentliche Apotheke dann auch gegenüber Internet-Portalen ab. Häufig wird eine ungenügende Diskretion in Apotheken bemängelt. Adhärenzförderung und andere pharmazeutische Dienstleitungen, bei denen eine vertrauliche Beratung gewährleistet werden sollte, sollten im Beratungsraum als Vier-Augen-Gespräche durchgeführt werden.

Die arzneimittelbezogenen Probleme, die erkannt werden müssen, sind insbesondere:
1. Der Patient nimmt zu viel des verordneten Medikamentes ein.
2. Der Patient nimmt zu wenig des verordneten Medikamentes ein.
3. Der Patient nimmt das Medikament nicht ein, obwohl es verordnet wurde.
4. Der korrekte Einnahmezeitpunkt und das korrekte Einnahmeintervall werden nicht eingehalten.
5. Die Arzneiform wird nicht korrekt angewendet.
6. Die korrekte Einnahmedauer wird nicht eingehalten.

Als Vorbild für eine Apotheker-Patient-Beziehung kann die Arzt-Patient-Beziehung dienen, die im Folgenden vorgestellt wird.

7 Arzt-Patient-Beziehung

Die Interaktion zwischen Patienten und Arzt zählt zu den grundlegendsten menschlichen Beziehungen. Der Allgemeinarzt Michael Balint hat in der Beziehung zwischen Arzt und Patient den Angelpunkt des therapeutischen Prozesses gesehen und die therapeutische Wirksamkeit des Arztes mit der eines Medikamentes verglichen (»Arzt als Droge«). Einer guten Arzt-Patient-Beziehung wird ein wichtiger Einfluss auf Krankheitsverlauf, Gesundungswillen und Behandlungserfolg zugeschrieben. Ohne sie können therapeutische Maßnahmen erfolglos bleiben, weil der Patient nicht kooperiert. Die Hauptgründe für Non-Adhärenz sieht Ronald Epstein unter anderem darin, dass der Patient die (mangelhaft kommunizierten) ärztlichen Ratschläge nicht versteht oder nicht befolgt und verordnete Medikamente nicht einnimmt. Osterberg publizierte bereits 2005, dass eine schlechte Arzt-Patient-Beziehung negative Auswirkung auf die Adhärenz hat. Korrelationen bestehen aber auch umgekehrt: Non-Adhärenz hat negative Folgen für die Arzt-Patient-Beziehung, etwa wenn Patienten eine Non-Adhärenz nicht angeben, weil sie die Beziehung zum Arzt nicht gefährden wollen. So werden sogar Rezepte eingelöst, aus Angst davor, dass der Arzt Kenntnis vom Nicht-Einlösen bekommen könnte, das verordnete Arzneimittel wird aber nie eingenommen. Hier liegt die Chance in der Kooperation und guten Kommunikation zwischen Arzt und Apotheker (siehe Abschnitt 9.6), dem gegenüber eine Non-Adhärenz erfahrungsgemäß eher offenbart wird.

Die Arzt-Patient-Beziehung unterliegt einem ständigen Wandel, der durch den gesellschaftlichen Kontext geprägt ist. Die typischen Arztrollen in der mehrtausendjährigen Geschichte der Heilkunde sind abhängig von der jeweiligen kulturellen und gesellschaftlichen Entwicklungsstufe und dem Wissensstand. Standen am Anfang magische und religiöse Praktiken im Vordergrund medizinischer Behandlungen, änderte sich das medizinische Denken durch Hippokrates von Kos (um 460 bis 370 v. Chr.) grundlegend. Die Medizin der Griechen erreichte einen Entwicklungsstand, der für zwei Jahrtausende normbildend und maßgebend wurde. Die Krankheit wurde fortan aus Naturgesetzen erklärt. Mit dem Hippokratischen Eid wurde der Nutzen für den Kranken zum obersten Prinzip gemacht. Die hippokratische Schule dachte klar paternalistisch, was das Bild des Mediziners auch bis in die jüngste Vergangenheit hinein stark beherrscht. Das hat zur Folge, dass teilweise auch heute noch ein Gefälle zwischen Arzt und Patient existiert. Der Arzt als Experte soll zum Wohle des Patienten handeln und für ihn Entscheidungen fällen. Der Patient selbst wird nicht in den Prozess miteinbezogen. Er erhält nur ausgewählte Informationen, die ihn nicht am Vorgehen des Arztes zweifeln lassen (Klemperer, 2003).

Diese Sichtweise ändert sich erst im Jahre 1969 mit der Formulierung des »first code of patients' right«. Der Arzt behält zwar seine Rolle als Experte und Spezialist, der Patient jedoch ist nicht mehr so unmündig wie früher. Durch die Kommunikationsmöglichkeiten (Medien, Internet, usw.) sind Gesundheitsinformationen für Patienten wesentlich leichter zugänglich. Damit verlieren Ärzte (und Apotheker) zunehmend ihr Wissensmonopol und müssen sich auf den »informierten Patienten« einstellen. Daneben entwickelt sich die Medizin zunehmend marktorientiert und der Arzt muss sich an diese Anforderungen und die Begrifflichkeiten gewöhnen: »Patienten als Kunden, Ärzte als Leistungsbringer«. Historisch hat der amerikanische Soziologe Talcott Parsons 1951 folgende Merkmale, die für die Arztrolle charakteristisch sind, aufgeführt:

- Affektive Neutralität: Patientenbehandlung unabhängig von persönlichen Gefühlen wie Zu- und Abneigung.
- Universalismus: Patientenbehandlung unabhängig von persönlichen Eigenschaften und vor allem auch dem Sozialstatus.
- Funktionelle Spezifität: die Arztrolle bezieht sich nur auf Patienten und nicht auf andere Personen.
- Uneigennützige Einstellung (daher auch die strikte Trennung der Berufe Arzt-Apotheker seit dem Edikt von Salerno 1241)
- Kompetenz

Längst vorbei sind die Zeiten, in denen Patienten die Ärzte als »Halbgötter in Weiß« ansahen. Heute hinterfragen sie Diagnose und Therapie. Durch das Internet ist der Patient mittlerweile selbst in der Lage, viele Informationen zu seiner Erkrankung und möglichen Therapiemethoden zu beschaffen. Der Arzt hat die Rolle, diese Informationen einzuordnen und in Bezug zum Patienten zu setzen. Arzt und Patient begegnen sich immer mehr auf Augenhöhe.

7.1 Informed Consent

Im Zusammenhang mit dem Wunsch der Patienten nach mehr Autonomie und Kontrolle wurde in einem US-Gerichtsurteil 1957 das erste Mal der Begriff *Informed Consent* genannt. Dies mündete in einem Patientenrecht mit zwei Minimalanforderungen:

- Jeder Behandlungseinwilligung muss eine ausreichende *Aufklärung* vorangehen.
- Die Patienten müssen ihrer *Zustimmung* Ausdruck verliehen haben.

Informed Consent ist ein rein juristischer Begriff, auf den die neuen Arzt–Patient-Modelle wie *Informed Choice* und *Shared decision making* aufbauen. Treffen Patient und Arzt aufeinander und werden in dieser Situation Entscheidungen getroffen, muss *Informed Consent* immer die Grundlage bilden. Die Aufklärung und Autonomie des Patienten stehen dabei an erster Stelle (Coulter Ellins 2006).

Analytische Stadien		Paternalistisches Modell	Intermediäre Ansätze	Partizipative Entscheidung shared decision making	Intermediäre Ansätze	Informed consent – Modell
Informationsaustausch	Fluss	Einseitig		Beidseitig		Einseitig
	Richtung	Arzt -> Patient		Arzt <-> Patient		Arzt -> Patient
	Art	Medizinisch		Medizinische und persönlich		Medizinisch
	Minimum	Rechtliche Erfordernisse		Alles, was zum Treffen einer Entscheidung nötig ist.		Alles, was zum Treffen einer Entscheidung nötig ist.
Beratungen		Arzt oder mehrere Ärzte		Arzt und Patient, sowie ggfs. weitere Personen		Arzt und Patient, ggfs. weitere Personen
Wer entscheidet?		Arzt		Arzt und Patient		Patient

Abb. 17: Modelle der Entscheidungsfindung bezüglich einer Behandlung (mod. n. Charles et al. 1999)

7.2 Informed Choice/Informatives Modell

Das Gegenteil einer paternalistischen Arzt-Patient-Beziehung, ist das *Informative Modell*. Es kann auch als *Konsumentenmodell* bezeichnet werden (Klemperer 2005). In diesem Modell hat der Arzt die Rolle des Informanten. Er liefert dem Patienten alle Informationen, die er braucht, um selbst eine Entscheidung bezüglich seiner Therapie zu fällen. Dabei behält er seine persönliche Meinung und Erfahrung für sich. Der Patient gibt am Ende des Gespräches seine Entscheidung bekannt. Der Arzt fungiert dann als *Techniker,* der die weiteren Schritte in die Wege leitet.

Bei diesem Modell hat der Patient den höchsten Grad an Autonomie.

7.3 Shared decision making/Partizipative Entscheidungsfindung

Das *Shared decision making (SDM)* Modell, das im deutschsprachigen Raum auch *Partizipative Entscheidungsfindung (PEF)* genannt wird, steht zwischen den Extremen *Paternalismus* auf der einen und *Informatives Modell* auf der anderen Seite (Amhof et al., 2005).

Wie man im Weiteren sehen wird, hat das von einer kanadischen Arbeitsgruppe (Patient-Doctor-Communication-Group am Zentrum für Studien der Familienmedizin der Universität von Western Ontario) 1986 veröffentlichte *patientenzentrierte Modell* der Arzt-Patient-Kommunikation viele Übereinstimmungen mit dem SDM Modell, das in den 1990er Jahren entwickelt wurde.

Das *patientenzentrierte Modell* nach Brown et al. umfasst sechs Bereiche:
1. »Exploration der Vorstellung und der Konzepte des Patienten von Krankheit und Gesundheit.
2. Integration dieser Konzepte zum Verständnis der ganzen Person.
3. Eine gemeinsame Grundlage und Partnerschaft für das weitere Vorgehen finden.
4. Prävention und Gesundheitsförderung.
5. Die Patienten-Arzt-Beziehung pflegen und verbessern.
6. Realistischer Umgang mit Zeit und der erforderlichen emotionalen und physischen Energie.«

Auf dieser Grundlage baut das *SDM*-Modell auf, dem der Wunsch des Patienten zugrunde liegt. Es wird eine *gemeinsame* Entscheidung über die Behandlung oder das weitere Vorgehen getroffen. Dabei muss es sich nicht um die beste medizinische Möglichkeit handeln, sondern es soll ein Weg sein, mit dem beide Seiten einverstanden sind, und, in der beide Parteien dann Verantwortung tragen.
Der Prozess des *SDM* wird wie folgt beschrieben:

* Es muss mitgeteilt werden, dass eine Entscheidung ansteht.
* Das Angebot der partizipativen Entscheidungsfindung wird unterbreitet, die Rollen werden erklärt und die Gleichberechtigung der Partner wird formuliert.
* Der Patient wird darüber informiert, dass Wahlmöglichkeiten vorliegen.
* Die Vor- und Nachteile der Optionen werden erläutert.
* Es muss nach dem Verständnis, den Gedanken und Erwartungen des Patienten gefragt werden.
* Die Präferenzen müssen ermittelt werden.
* Danach wird die Entscheidung ausgehandelt.
* Es muss eine gemeinsame Entscheidung herbeigeführt werden.
* Der Plan zur Umsetzung der Entscheidung wird erstellt.

Es hat sich gezeigt, dass nicht in jeder Situation *SDM* sinnvoll und auch anwendbar ist. Der Zeitmangel heutzutage stellt ein großes Problem im ärztlichen und pharmazeutischen Alltag dar. Kommt ein Patient zum Beispiel wegen einer Routineuntersuchung zum Arzt, muss nicht gleich jeder Punkt ausführlich besprochen werden. Allerdings sollte vor jeder medizinischen Maßnahme unbedingt ein *Informed Consent* erreicht werden.
In erster Linie wurde dieses Konzept für chronische Erkrankungen und medizinische Entscheidungen entwickelt, bei denen mehrere Therapiemöglichkeiten zur Verfügung stehen. Gibt es unter den Optionen keine sichere beste Wahl, werden *präferenzsensitive Entscheidungen* getroffen. Hier wird ein Abwägungsprozess unter Berücksichtigung der Vorstellungen, Werte und Wünsche des Patienten erforderlich.
SDM ist ein patientenzentriertes Modell. Aber Stewart weist darauf hin, dass Patientenzentrierung nicht gleichbedeutend damit ist, alle Informationen und Entscheidungen zu teilen. Viel-

mehr bedeutet es, dass man herausfinden muss, wie groß der Wunsch des Patienten nach Informationen und Beteiligung ist, bevor danach gehandelt wird (Stewart 2001).

Von allen Eigenschaften eines Arztes stellt die *Empathie* eine wichtige Voraussetzung für das Shared Decision Making-Modell dar.

7.4 Modell von Übertragung und Gegenübertragung

Zum tieferen Verständnis der Beziehung zwischen Arzt und Patient führen theoretische Ansätze wie das Modell von Übertragung und Gegenübertragung von Freud. Für die Konsultation in der Allgemeinmedizin kann man sich den Arzt als Spiegel der Patientengefühle vorstellen.

Zur Verdeutlichung ein Fallbeispiel:

Eine 70-jährige Patientin leidet seit Jahren unter Schwindelzuständen, wahrscheinlich wegen generalisierter Arteriosklerose, gegen die ihr Antihypertensiva und Cholesterinsenker verordnet wurden. Die Patientin ist zudem wiederholt über notwendige diätetische und medikamentöse Maßnahmen aufgeklärt worden. Der Apotheker hat aber Grund zur Annahme, dass seine Ratschläge, wenn überhaupt, nur sehr lückenhaft befolgt werden. Die Patientin hat keine Gewichtsreduktion erreicht und nur wenige Folgerezepte ausstellen lassen. In letzter Zeit hat der Schwindel erheblich zugenommen, und die Patientin klagt: »Jetzt beraten Sie mich schon so lange und der Schwindel wird trotzdem immer schlimmer.«

Aus der Aussage der Patientin mit den Schwindelzuständen waren Ärger und Enttäuschung herauszuhören. Auch der Apotheker erlebte den Dialog keineswegs emotionslos. In ihm stieg Ärger auf, als die Patientin ihren Misserfolg dem Apotheker zum Vorwurf machte und ihre Enttäuschung zum Ausdruck brachte, dass seine Bemühungen nicht fruchteten. Da sich die Gefühle eines Menschen oftmals nonverbal auf das Gegenüber projizieren bzw. übertragen, kann der Geübte über Selbstbeobachtung die Gefühle des Gegenübers erkunden und gleichzeitig sehr schnell Beziehungsprobleme erkennen. Eine bessere Kommunikation gelingt dann, wenn sich der Arzt oder Apotheker in seinen Reaktionen auf die Angebote des Patienten bezieht. In der Regel kann er auf diese Weise auch Energie und Zeit sparen. Die Aussagen eines Patienten stellen bei sorgsamer Beachtung ideale Wegweiser dar, die auf kürzestem Wege zu seinen wichtigen Problemfeldern führen. Die Selbstwahrnehmung eigener Gefühle kann dem Apotheker als Spiegel der Patientengefühle dienen.

Beispiele für die Nutzung der Selbstwahrnehmung eigener Gefühle als Spiegelung der Patientengefühle finden sich in Tabelle 2.

Tabelle 3: Selbstwahrnehmung als Weg zur emotionalen Befindlichkeit des Patienten

Patientin	Gefühl des Apothekers	Reaktion des Apothekers
»Aber man kann doch nicht einfach nur so zusehen, wie mein Mann immer weiter in den Alkoholmissbrauch abrutscht.«	In die Verantwortung genommen werden, evtl. Schuldgefühle.	»Sie fühlen sich verantwortlich für den Alkoholmissbrauch Ihres Mannes…«

Tabelle 3: Selbstwahrnehmung als Weg zur emotionalen Befindlichkeit des Patienten

Patientin	Gefühl des Apothekers	Reaktion des Apothekers
»Ich habe schon hin und her überlegt, ob die Bauchschmerzen psychisch sind, aber eigentlich ist bei uns zuhause alles in Ordnung.«	Peinlichkeit, Hemmung die Ehe der Patientin anzusprechen.	»Es scheint Ihnen irgendwie unangenehm zu sein, über Einzelheiten zu sprechen...«
Auf die Mitteilung, dass ein EKG Befund unauffällig war erwidert die Patientin: »Aber was ist es dann? Jetzt hat es gerade schon wieder so in der Brust geschmerzt.«.	Beunruhigung, Unsicherheit, ob es sich wirklich um funktionelle Beschwerden handelt.	»Und das beunruhigt sie sehr...«
Auf die Frage, ob es mit den Medikamenten klappt, antwortet die Patientin nur mit einem knappen »Ja«. Nach einer kurzen Pause berichtet sie, was sie gestern im Fernsehen über die schädliche Wirkung von Medikamenten gehört habe.	Patientin nimmt die Tabletten gar nicht oder nur sehr selten ein.	»Erzählen Sie mir doch mal von Ihren Bedenken gegenüber Medikamenten.«

Viele Ärzte haben eine sehr präzise Vorstellung davon, wie ein Mensch sich verhalten soll, wenn er krank ist und begeben sich dadurch in die patriarchale Rolle. Die Spiegelung von Patientengefühlen und die Wahrnehmung von Beziehungsproblemen wollen geübt sein (zum Beispiel in Balint-Gruppen). Der Spiegel wird sonst zum Zerrspiegel und man wird – unbewusst – versuchen, die eigene Weltanschauung auch vom Patienten zu erwarten, abweichende Ansichten geringschätzen, kurzschlüssige Ratschläge erteilen oder gar bekehren zu wollen. Diesen missionarischen Eifer hat Balint als »apostolische Funktion« des Arztes kritisiert.

Aus einem anderen Blickwinkel als die Psychoanalyse kann die Soziologie zum Verständnis der Arzt-Patient-Beziehung beitragen. In einem klassischen Modell hat der Soziologe Parsons »Krankheit« als eine spezifische Rolle beschrieben, mit der eine Gesellschaft die Bedrohungen des Alltagslebens und ihres Leistungsideals durch Krankheit kontrolliert. Danach wird der Kranke

- nicht für seinen Zustand verantwortlich gemacht und
- von den Alltagspflichten befreit.

Dafür sollte er:
- den Wunsch haben, schnellstmöglich gesund zu werden, und
- ggf. professionelle Hilfe in Anspruch nehmen.

Das Modell von Parsons wird häufig als »naiv« und »unvollkommen« bezeichnet. Dabei wird vielleicht ein wesentlicher Punkt übersehen. Das Modell beschreibt nicht die Realität im Sprechzimmer oder behauptet, dass jeder Kranke »seine Rolle« bewusst kennt. Es kann aber auch heute noch überzeugend erklären, warum Arzt und Patient im Regelfall gut miteinander zurechtkommen, manchmal aber auch nicht. Die Arzt-Patient-Beziehung ist immer dann gestört, wenn es Abweichungen von der Krankenrolle gibt. Das kann ein Patient sein,

- der im engeren Sinne medizinisch nicht krank ist, aber durch eine Krankschreibung hofft, Probleme in der Familie oder am Arbeitsplatz zu lösen,
- der ganz offensichtlich seine Krankheit (und die damit erlangte Aufmerksamkeit) genießt und
- der sich nicht an die ärztlichen Empfehlungen hält und dadurch möglicherweise die Krankheit verlängert.

Selbst wenn die Patienten dieser drei Beispiele aus guten Gründen so handeln, werden Ärzte häufig ablehnend, aggressiv, vielleicht auch frustriert reagieren, weil die Normen des Alltagslebens offensichtlich verletzt wurden (Millward und Kelly 2004). Darauf macht das Modell aufmerksam und Konflikte verstehbarer. Es könnte dadurch helfen, zumindest diejenigen Konflikte zu vermeiden oder zu begrenzen, die das Ergebnis »normativen Fehlverhaltens« sind.

8 Adhärenzförderung

Positive Studienergebnisse hinsichtlich einer erfolgreichen Adhärenzförderung gibt es für unterschiedliche Krankheitsbilder: Bei *Helicobacter-pylori*-Infektion (Tagebuch, Infobroschüre, telefonische Beratung), Asthma (wiederholte Beratungen), kardiovaskuläre Erkrankungen (Telefonate zur Erfassung der Adhärenz und daran orientierte Empfehlungen), Diabetes (Telefonate), Schizophrenie (Familientherapie, Psychoedukative Familienintervention PEFI), Abhängigkeitserkrankungen (Motivational Interviewing), Streptokokken-Pharyngitis (spezifische Beratung der Eltern, Aushändigung schriftlicher Anweisungen), allergische Rhinitis (schriftliche Unterweisung der Anwendung von Sprays, Diavortrag), COPD (pharmazeutische Beratung), Herzinsuffizienz (pharmazeutische Beratung), HIV (individuelle Beratung, telefonische Beratung, monatliche vor-Ort Termine), Depression und Angsterkrankungen (Aushändigung von Video und Manuskripten, Hausbesuche, Telefonanrufe, persönliche Emails).

In Studien haben sich vor allem multidisziplinäre Strategien mit komplexen Interventionen als besonders wirksam hinsichtlich einer Verbesserung der Einnahmetreue erwiesen. Je nach Muster und Ursache für eine geringe Adhärenz sind unterschiedliche Maßnahmen notwendig, die auf den Patienten zugeschnitten werden sollten. Zudem gibt es keine Evidenz, dass eine geringe Einnahmetreue »geheilt« werden kann. Daher sind kontinuierliche Interventionen für eine nachhaltige Verbesserung notwendig.

Die Interventionen können vielgestaltig sein, was auch die Adhärenzforschung erschwert.

8.1 Maßnahmen zur Förderung der Adhärenz

Man unterscheidet Maßnahmen, die eher geringe Anforderungen an die Verhaltensänderung des Patienten stellen, wie zum Beispiel Erinnerungshilfen und Anrufe/SMS von Interventionen, die darauf abzielen, das Verhalten des Patienten positiv zu beeinflussen, wie zum Beispiel eine Ernährungsumstellung einzuhalten oder sich mehr zu bewegen. Die primär auf die Verhaltensänderung zielenden Interventionen können von allen Leistungserbringern im Gesundheitssystem angeboten werden (Pflege, Apotheker, Ärzte, Ernährungsberater etc.). Es können dabei direkte verbale, telefonische oder schriftliche Zugangswege genutzt werden. Interventionen sollten möglichst auf zwei Dimensionen ausgerichtet sein – beispielsweise Verhaltensänderung und Optimierung des Medikationsregimes. Interventionen können einmalig oder mehrmalig durchgeführt werden. Im Rahmen von Programmen zur Adhärenzförderung für bestimmte Krankheitsbilder werden meist mehrere Interventionen kombiniert eingesetzt. Dabei sind die auf den Patienten individuell ausgerichteten Interventionen, die in Studien am besten untersuchten Maßnahmen. Man unterscheidet:

Auf die Indikation ausgerichtete Interventionen
Identifikation und Behandlung von Adhärenz beeinflussenden Komorbiditäten (z. B. Depression, Arthrose, Dysphagie).

Auf die Therapie ausgerichtete Interventionen

Auswahl der adäquaten Darreichungsform, Medikamentenverpackung, Reduktion der täglichen Einnahmezeitpunkte, Entwicklung von Medikamenten mit verbessertem Nebenwirkungsprofil, bessere Schluckbarkeit/Anwendbarkeit, Einsatz von Verblisterung oder Dosetten.

Auf den Patienten ausgerichtete Interventionen

Patientenschulung, Bildung, Beratung sowie Erinnerungen (z. B. Cue-Dosing, Alarme, Kalender, Briefe, Emails, Prospekte, Anrufe).

Auf die sozioökonomischen Aspekte ausgerichtete Interventionen

Soziale Unterstützung (Verwandte, Selbsthilfegruppen), Senkung des Preises bzw. der Zuzahlung für Medikamente, Ausweitung der Gesundheitsbildung, Vereinfachung des Zugangs zu medizinischen Leistungen.

Auf das Gesundheitssystem ausgerichtete Interventionen

Verbesserung der Arzt-Patient-Beziehung, ärztliche und apothekerliche Fortbildungen, Schaffung finanzieller Anreize für die Leistungserbringer zur Durchführung von Adhärenz steigernden Maßnahmen sowie Abbau von Arbeitsüberlastung. Von Osterberg wurde bereits 2005 nachgewiesen, dass vor allem eine schlechte Arzt-Patient-Beziehung die Adhärenz negativ beeinflusst. Allerdings wirkt sich eine ungenügende Adhärenz auch negativ auf die Beziehung aus. Daher ist es entscheidend, »wie« und nicht nur »was« kommuniziert wird. Dies wird daher ausführlich im Kapitel 9 näher beleuchtet.

8.2 Hilfsmittel zur Adhärenzförderung

Bei nicht-intentionaler Non-Adhärenz bestehen Barrieren, die den Patienten daran hindern, die Medikation regelmäßig einzunehmen. Dazu gehören zum Beispiel verminderte Gedächtnisleistung (etwa im Rahmen von psychischen Erkrankungen oder im Alter) aber auch die Situation, dass der Patient die Verordnung (Grund, Dosierung etc.) nicht versteht. Motorische Schwierigkeiten können die Einnahme erschweren (zum Beispiel kann die Flasche nicht geöffnet oder die Tablette nicht geteilt werden). Bei Schluckstörungen kann die Einnahme der Medikation deutlich erschwert sein. Auch Schwerhörigkeit und Sehprobleme können zu Non-Adhärenz führen, ebenso wie eine Sprachbarriere. Manchmal wird die Medikation auch schlicht und ergreifend vergessen.

Bei dieser Art der Einnahmeprobleme – der Patient will die Medikation nehmen, es bestehen aber Barrieren – kommen andere Maßnahmen zur Adhärenzförderung in Betracht, als die im nächsten Kapitel vorgestellten Maßnahmen. Es bedarf hier sogenannter Bewältigungsstrategien, so dass der Patient auch bei Schwierigkeiten das gewünschte Gesundheitsverhalten, also die regelmäßige und korrekte Arzneimitteleinnahme, ausführen kann.

8.2.1 Erinnerungshilfen

Es gibt verschiedene Hilfsmittel, die an die Arzneimitteleinnahme erinnern, angefangen von Aufklebern, die auf der Arzneimittelpackung angebracht werden und Auskunft über die verordnete Einnahme (Dosis, Uhrzeit, Einnahmemodalität) geben.

»Cue Dosing« als sehr wirksame Strategie verbindet tägliche Routinetätigkeiten wie das Zähneputzen oder »Kaffeemaschine anmachen« mit der Einnahme eines Medikamentes.

Eine Kombination aus Hilfsmitteln und kommunikativen Interventionen erzielt bessere Effekte auf die Adhärenz. Lee et al. konnten zeigen, dass bei regelmäßiger pharmazeutischer Beratung plus der Verblisterung der Arzneimittel eine Erhöhung der Adhärenzrate von 61 % auf 97 % erzielt werden kann. Eine Kombination der Strategien ist daher immer ratsam.

8.2.2 Individuell gestellte Arzneimittel: Unit- und Multi-Dose Systeme

Das Neuverblistern oder Stellen von Arzneimitteln kann eine gute Maßnahme zur Förderung der Adhärenz sein und bietet zugleich eine Möglichkeit, die Adhärenzrate zu beurteilen. Der Patient, der Tabletten ab und zu vergisst und sich darüber gar nicht im Klaren ist, kann Einnahmefehler selbst erkennen. Wichtig ist, dass dem Patienten bekannt ist, wie er im Falle eines Vergessens reagieren soll. Die Tablette nachnehmen, oder erst die nächste Dosis zur gewohnten Uhrzeit einnehmen? Dies muss im Beratungsgespräch geklärt werden.

Durch die Nutzung von Dosetten kann der Unsicherheit eines Patienten, ob die Einnahme bereits erfolgt ist, entgegengewirkt werden. Dosetten gibt es für einen oder sieben Tage. Der Patient hat die Kontrolle durch den Blick auf die meist transparente Dosette.

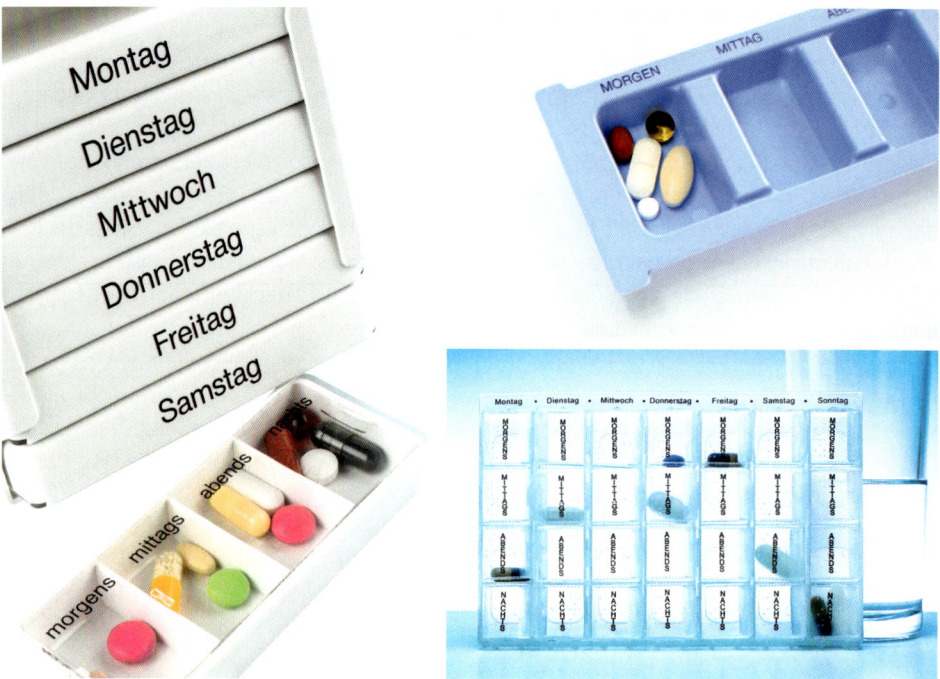

Abb. 18: Verschiedene Modelle von Einnahmehilfsmitteln (stock.adobe.de: Gina Sanders; stu 12; Renate Promitzer)

Es gibt auch Dosetten, die ein Alarmsignal an einen Pager senden, wenn die Packung zu einem bestimmten Zeitpunkt nicht geöffnet wurde (z. B. »Pill Bottle Multi Alarm«).

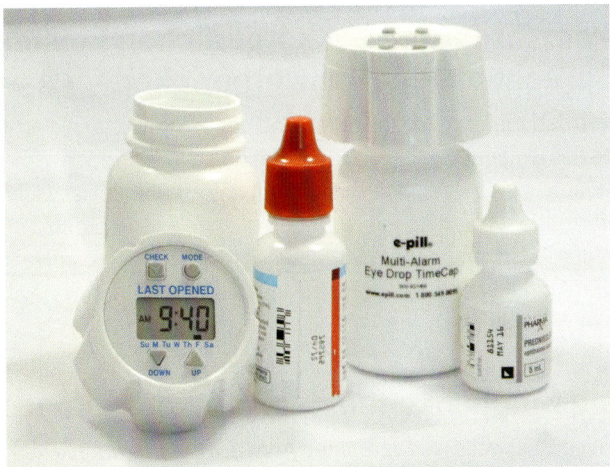

Abb. 19: Pill- Bottle-Multi-Alarm-System (Courtesy e-pill® Medication Reminders.«http://www.epill.com« www.epill.com; 1-800-549-0095)

Daneben gibt es auch die »GlowCap« – eine Kappe, die man auf die Medikamentenbox, Tropfflasche oder Saftflasche aufschraubt, und die zum Einnahmezeitpunkt zu leuchten beginnt. Blisterpackungen mit Einnahmetagen auf der Rückseite (Montag, Dienstag etc.) sind hilfreich, jedoch nur bei wenigen Tabletten verfügbar (z. B. Kontrazeptiva). So werden unabsichtliche Überdosierungen durch doppelte Einnahme vermieden. Patienten können sich zum Beispiel auch Notizen im Kalender machen, ob an diesem Tag die Einnahme bereits erfolgt ist. Möglich ist dies auch in speziellen Apps (s. u.).

Medikationsfehler können allerdings entstehen, wenn das Stellen der Medikation durch nicht sachkundiges Personal erfolgt, wie Botermann et al. 2016 herausfanden. Die Verblisterung in der Apotheke stellt daher sicher den Goldstandard dar. Es gibt unterschiedliche Blisterverpackungen. Blistertrays geben dem Patienten und Behandler eine gute Übersicht über die Adhärenz.

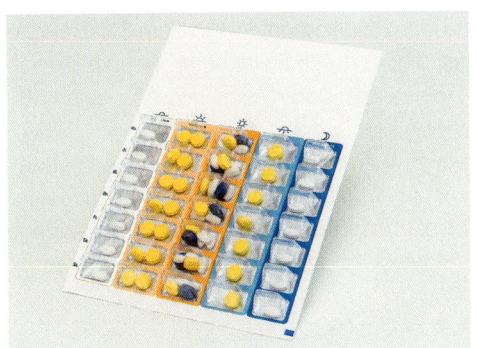
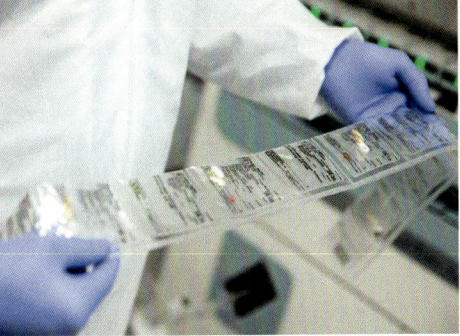

Abb. 20: Blistertrays und Blistertütchen können die Adhärenz fördern. (Blister Care Hameln)

Dies setzt aber eine gute Kommunikation zwischen Arzt und Apotheker voraus, da jede ärztliche Medikationsänderung auch an die Apotheke kommuniziert werden muss.

8.2.3 Adhärenzförderung bei körperlichen Einschränkungen/Sprachbarriere/Schwerhörigkeit

Viele Patienteninformationen zum Arzneimittel und den Erkrankungen sind im Internet, meist auf der Homepage des Original-Herstellers, abrufbar und teilweise auch in mehreren Sprachen verfügbar. Die Mitgabe von schriftlichen Gesundheitsinformationen ist wichtig zur Förderung von Adhärenz. Informationen können so zu Hause nachgelesen werden .

Bei Problemen der Entnahme der Tablette aus dem Blister gibt es diverse Hilfsmittel, die das Entnehmen von Arzneiformen aus industriellen Blisterpackungen erleichtern (»Tablettenausdrücker« und »Ausdrückhilfe«).

8.2.4 Digitale Möglichkeiten der Adhärenzförderung

Das Smartphone ist mittlerweile weit verbreitet. Aber auch ein gewöhnliches ›Handy‹ kann zur Erinnerung an eine Tabletteneinnahme durch das Stellen eines Alarms dazu genutzt werden.

Aufwendiger sind Apps für das Smartphone, in denen die Tabletteneinnahme manuell bestätigt wird. Eine grafische Auswertung kann teilweise erfolgen, so dass auch gemeinsam mit dem Arzt und Apotheker analysiert werden kann, welche Einnahmen eventuell nur selten korrekt erfolgen, um dann wirksame Strategien zur Adhärenzförderung anzuwenden. Manche Apps bieten auch Informationen zu Arzneimitteln, Neben- oder Wechselwirkungen mit anderen Medikamenten. Andere geben einen Hinweis, wenn sich der Tablettenvorrat dem Ende nähert.

Nach Angaben des Bundesverbands der pharmazeutischen Industrie (BPI) gibt es schätzungsweise 100.000 deutsch- und englischsprachige Gesundheits-Apps. Dahinter stecken die unterschiedlichsten Anbieter: Pharmafirmen, Apotheken oder Krankenkassen.

Die Qualität der Apps ist höchst unterschiedlich. Es gilt, genau zu schauen, was mit den eingegebenen Daten passiert. Man sollte unter anderem darauf achten, dass der Anbieter transparent über sein Produkt informiert. Klar erkennbar sollte zum Beispiel sein, wer die App auf welcher Basis erstellt hat, wozu sie genau gedacht ist und wo ihre Grenzen sind. App-Anbieter, die sich bei der Information über ihr Produkt auf Marketingphrasen beschränken und nicht offen die Fakten darlegen, sind meist unseriös. Wird eine Medikamenten-App zum Beispiel kostenlos angeboten, sollten Interessenten das kritisch hinterfragen. Hat der Anwender die volle Kontrolle über die Daten, oder verwendet der Anbieter die Daten auch selbst für einen wissenschaftlichen oder kommerziellen Zweck?

Wird eine App seitens eines Pharmaherstellers zu therapeutischen Zwecken vermarktet, ist sie ein Medizinprodukt, das eine CE-Kennzeichnung als Nachweis technischer Mindestanforderungen benötigt. Werden persönliche Informationen erfasst, muss die dazugehörige Datenschutzerklärung klar sagen, wo die Daten gespeichert und wie sie geschützt werden.

Beispiele sind Medisafe, MyTherapy, oder Medikamentenplan.

Ein Programm zur Förderung der Adhärenz für Patienten mit bipolarer Erkrankung/Schizophrenie ist Kompass:

Das Programm stellt online Materialien für Heilberufler, Patienten und Angehörige bereit. Es wurde speziell für die Langzeittherapie von Menschen mit Schizophrenie entwickelt und beinhaltet **fünf Therapiemodule**, die zusammen als Gesamtkonzept aber auch unabhängig voneinander eingesetzt werden können.

* Therapiezielplanung,
* Psychoedukation,
* Therapeuten-Patienten-Kommunikation,
* Therapiekontinuität,
* Metakognitives Training.

In jedem Modul zielen unterschiedliche *Informations- und Arbeitsmaterialien* darauf ab, Therapieabläufe noch strukturierter anzugehen und Patienten entsprechend ihrer individuellen Möglichkeiten einzubeziehen.

Zusätzlich zu den bereitgestellten Materialien können unter der Leitung externer Experten *Workshops für multiprofessionelle Behandlungsteams* (Ärzte/therapeutische Teams) organisiert werden. Diese bieten neben der inhaltlichen Wissensvermittlung vor allem Hilfestellungen und praxisnahe Tipps für die Umsetzung in den Alltag. Die vertiefenden Angebote für Angehörige von Gesundheitsberufen sind jedoch kostenpflichtig.

8.2.5 Vereinfachen des Medikationsplans/Polypharmazie reduzieren

Die Anzahl der täglichen Einzeldosen und der Einnahmefrequenz/Tag spielt eine wichtige Rolle für die Adhärenz und Persistenz. Bei einer einmal täglichen Einnahme liegt die Adhärenz bei 79 %, bei zweimal täglicher Einnahme bei 69 %, bei dreimal täglicher Einnahme beträgt sie nur noch 65 % und bei viermal täglicher Einnahme 51 %. Eine Reduktion der Anzahl der Tabletten und Einnahmezeiten ist daher eine wichtige Maßnahme zur Optimierung der Adhärenz. Es gibt immer mehr Kombinationspräparate (zum Beispiel Antihypertensiva), die dazu führen können, dass weniger Medikation eingenommen werden muss und der Medikationsplan somit vereinfacht wird. Es konnte gezeigt werden, dass Antihypertensiva in Fixkombinationen die Non-Adhärenz um 26 % gegenüber den Einzelpräparaten senken konnten. In der HIV-, Diabetes oder der antihypertensiven Therapie sind Zwei- und Dreifachkombinationen Standard. Mehrere Substanzen sollen aufgrund ihrer unterschiedlichen Wirkmechanismen synergistisch wirken. Mit der fixen Kombination aus Acetylsalicylsäure, Atorvastatin und Ramipril (Sincronium®) ist in Deutschland seit 2015 ein Präparat erhältlich, das drei unterschiedliche therapeutische Wirkansätze in einem Präparat vereint: Thrombozytenaggregationshemmung, Cholesterol- und Blutdrucksenkung. Eine »Polypill« (3 Antihypertensiva, ASS, Statin, Folsäure) wurde in einer englischen Studie getestet, die Ergebnisse sind jedoch kontrovers diskutiert worden, so dass es derzeit keine weiteren Präparate mit sechs Wirkstoffen gibt.

Zur Optimierung des Medikationsplans bedarf es einer guten Kommunikation zwischen Arzt und Apotheker, um die Verordnung verändern zu können. Der Apotheker kann auf Kombinationspräparate und Retardformulierungen hinweisen, dem Arzt also andere Darreichungsformen oder Präparate vorschlagen.

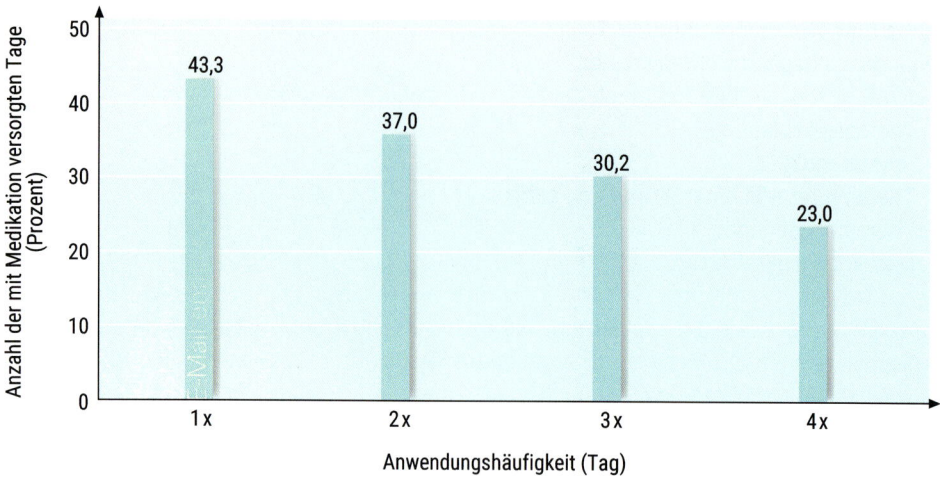

Abbildung 21: Adhärenzrate in Abhängigkeit der Anzahl täglich einzunehmender Medikamente am Beispiel von COPD Patienten nach Toy et al. 2011.

Für den Apotheker gilt es, gemeinsam mit dem Patienten zu schauen, welche Einnahmezeitpunkte eventuell zusammengelegt werden können. Dabei ist zu beachten, dass zu jeder Tageszeit (morgens, mittags, abends, nachts) vier unterschiedliche Einnahmemodalitäten möglich sind: vor, zum, während und nach dem Essen. Viele Medikamente können unabhängig vom Essen eingenommen und somit gut zu Präparaten mit einer anderen Einnahmemodalität gegeben werden. Beim Zusammenlegen müssen Interaktionen beachtet werden (z. B. zeitlich versetzte Einnahme bei L-Thyroxin und 2-wertigen Kationen bzw. ASS 100 mg und Ibuprofen).

Die Indikation jedes Medikamentes ist zudem kritisch zu prüfen. Auch Nahrungsergänzungsmittel sollten kritisch geprüft werden. Generell gilt: je weniger Medikamente, desto besser die Adhärenz.

8.2.6 Schluckhilfe bei festen Arzneiformen

Bei der Einnahme von Kapseln oder Tabletten haben viele Menschen Probleme, gemäß einer Umfrage in Baden-Württemberg sogar 37 % der Patienten (Schiele et al. 2013). Tabletten oder Kapseln bleiben im Hals stecken und lösen Würgereiz aus. Die richtige Auswahl des Arzneimittels kann in diesem Fall oft weiterhelfen. Teilbare oder dispergierbare Präparate können die Lösung sein, müssen aber korrekt gehandhabt werden, damit zum Beispiel keine Wirkstoffrückstände in Form eines Bodensatzes entstehen. Ähnliches gilt bei der Sondenapplikation. Stehen solche Möglichkeiten nicht zur Verfügung, können viele Medikamente auch mit Apfelmus oder Joghurt eingenommen werden. Hierbei ist auf Interaktionen zu achten.

Bei Rabattarzneimitteln kann es vorkommen, dass sich die Formulierung stark von dem ursprünglich verordneten Medikament unterscheidet. In diesem Fall gibt es die Möglichkeit, pharmazeutische Bedenken geltend zu machen. Bei der Wahl des Arzneimittels sind flüssige und nicht orale Darreichungsformen (wie Pflaster oder Zäpfchen) sowie suspendierbare oder teilbare Präparate vorzuziehen. Auch Filmtabletten oder Dragees sind oft einfacher zu schlucken als nicht überzogene Tabletten. Des Weiteren gibt es eventuell die Möglichkeit, auf Schmelz- oder Buccaltabletten auszuweichen, die sich im Mund auflösen. Da beim Teilen oder Mörsern von Tabletten das Medikament verändert wird, sollte dies grundsätzlich nur getan werden, wenn keine andere Darreichungsform zur Verfügung steht. Informationen hinsichtlich Mörserbarkeit und Teilbarkeit gibt es auch zum Beispiel in der ABDA-Datenbank und bei www. pharmatrix.de. Tabletten mit retardierenden oder schützenden (z. B. magensaftresistenten) Überzügen sollen grundsätzlich nicht geteilt oder gemörsert werden. Auch eine Teilung von Tabletten ohne Bruchkerbe ist aufgrund des möglichen Zerbrechens in viele kleine Einzelteile und somit stark schwankendem Wirkstoffgehalt der Einzeldosis unzulässig. Diese Information, insbesondere bei der schweren Unterscheidbarkeit zwischen Bruchkerbe und Schmuckkerbe, kann dem Beipackzettel, der ABDA-Datenbank oder anderen Nachschlagewerken entnommen, beziehungsweise beim Hersteller erfragt werden. Ist das Präparat teilbar, sollte es mit bloßen Händen oder mithilfe eines Tablettenteilers geteilt werden. Auch hier ist dem Patienten die genaue Technik der Teilung zu erläutern.

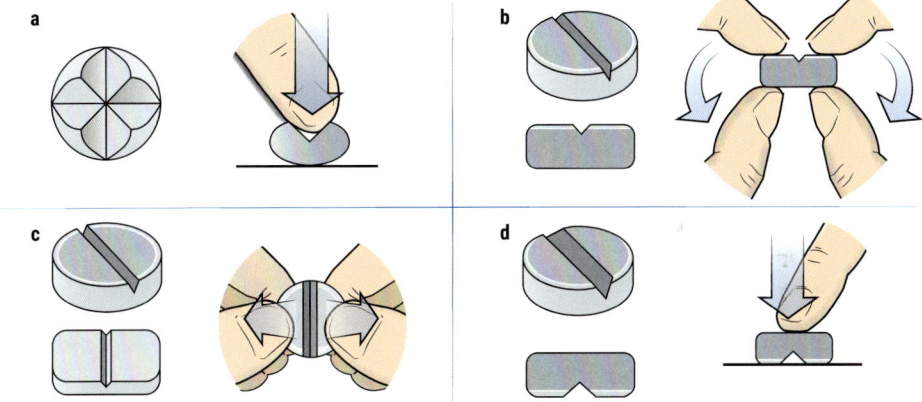

Abbildung 22: Das richtige Teilen von Tabletten. Gewölbte Tabletten mit großen Bruchkerben lassen sich teilen, indem man sie mit der Kerbe nach oben auf eine harte Fläche drückt (a). Nicht zu dicke Tabletten (b und c) lassen sich häufig unter Zuhilfenahme von Daumen und Zeigefinger beider Hände brechen. Eine große Bruchkerbe und ein flacher Boden: Diese Tabletten lassen sich häufig mit der Bruckherbe nach unten gegen einen harten Untergrund teilen (d). Eine Methode fehlt in der Aufstellung aus gutem Grund: Teilt man Tabletten mit einem Küchenmesser, ist nur selten mit einer ausreichenden Dorsiergenauigkeit zu rechnen.

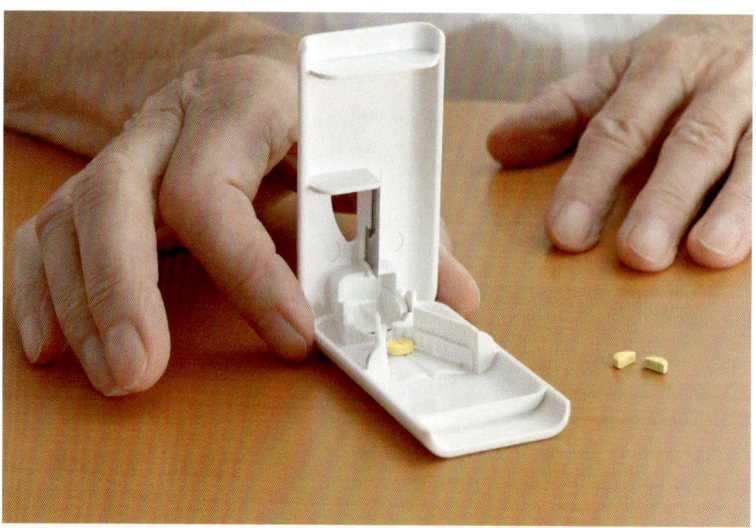

Abb. 23: Tablettenteiler (stock.adobe.com; agenturfotografin)

Beim Mörsern von Tabletten ist ein geeigneter Mörser zu verwenden, der sauber und trocken sein muss. Spezielle Tablettenmörser sind von verschiedenen Herstellern erhältlich. Beim Mörsern müssen das Expositionsrisiko durch feine Arzneistoffpartikel (besonders bei zytotoxischen und cancerogenen Stoffen) und entsprechende Schutzmaßnahmen (z. B. Mundschutz und Handschuhe) beachtet werden. Die Einnahme sollte direkt nach der Zubereitung erfolgen. Patienten und Angehörige sollten bezüglich der Schutzmaßnahmen in diesem Falle beraten werden.

Hat die Kapselhülle keine freisetzungsverändernden Eigenschaften, können viele Präparate auch geöffnet, und der Inhalt in Wasser oder Apfelmus dispergiert, eingenommen werden. Pellets sollten dabei nicht zerkleinert werden. Auch hier finden sich Angaben zur Teilbarkeit und Mörserbarkeit in der ABDA-Datenbank, der Gelben Liste oder im Beipackzettel. Hartgelatinekapseln lassen sich durch langsames Auseinanderziehen öffnen. Weichgelatinekapseln enthalten flüssige Wirkstoffe und sollten daher nicht geöffnet oder zerteilt werden.

Die in der Pflege beliebte Einnahme mit einem Löffel Apfelmus kann dazu führen, dass die enthaltene Säure die Kapselhülle oder deren Überzug angreift und so die Freisetzungseigenschaften verändert werden. Pudding oder Joghurt sind nur dann Alternativen, wenn der Arzneistoff nicht mit Milchprodukten interagiert. L-Thyroxin, Tetracycline, Gyrasehemmer und Bisphosphonate können mit Calcium schwer resorbierbare Komplexe bilden. Um solche Wechselwirkungen zu vermeiden, hat eine niederländische Firma ein Gel namens Gloup® auf den Markt gebracht, das mit dem Medikament auf einen Löffel gegeben wird und das Schlucken durch bessere Gleitfähigkeit erleichtern soll. Bei all diesen Methoden sollte zusätzlich ein Glas Wasser nachgetrunken werden.

MEDCOAT® Schluckhilfe ist ein gelartiger Überzug für große und unangenehm schmecken-
de Tabletten und Kapseln. Das Gel umhüllt die Tablette mit einem feinen, gelben Film. Es eignet sich für jede Tablettengröße und auch geteilte Tabletten. Der eventuell unangenehmer
Geschmack von nicht-überzogenen Tabletten wird durch das Zitronenaroma des Gels überdeckt. Durch eine speichelanregende Wirkung kann die Tablette leichter geschluckt werden.

- Größe & Bruchstellen: Jede Tablettengröße lässt sich mit dem Gel überziehen. Es ist
  auch für geteilte Tabletten mit Bruchstellen geeignet. Ein Näpfchen reicht für eine große
  oder zwei kleinere Tabletten.
- Bitterstoffe: Das Gel ist glatt und schmeckt angenehm nach Zitrone. Die Bitterstoffe werden somit komplett überdeckt.
- Mundtrockenheit: Das Gel von MEDCOAT® Schluckhilfe ist glatt und speichelanregend.
  Die Tablette kann leichter heruntergeschluckt werden.

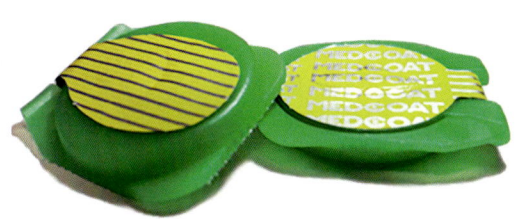 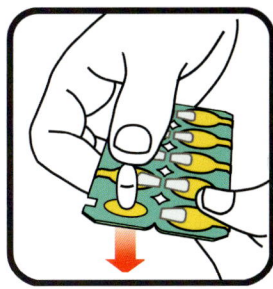

Abb. 24: Medcoat® Schluckhilfe für Tabletten (© HENNIG ARZNEIMITTEL)

Beim Schlucken von Tabletten und Kapseln kommt es auf die richtige Technik an. Die
»Pop-Bottle-« und die »Vorwärts-Neige-Technik« vereinfachen die Einnahme von großen Tabletten und Kapseln für den Großteil der Probanden. Diese Einnahmetipps können die Adhärenz fördern und sollten dem Patienten daher bei Problemen beim Schlucken unbedingt erläutert werden. In einer Studie brachte der »Tabletten-Flaschen-Trick« (Abb. 25) eine Verbesserung für knapp 60 % der Probanden. Dabei wird die Tablette auf die Zunge gelegt, die Öffnung
einer Wasserflasche fest mit den Lippen umschlossen und ein kräftiger Schluck Wasser ein-
gesaugt, der in einem Zug mit der Tablette geschluckt wird. Hierfür sollte eine flexible Plastik-
flasche mit nicht zu kleiner Öffnung verwendet werden. Beim Schlucken von Kapseln half in
86 % die »Vorwärts-Neige-Technik«, auch »Kapsel-Nick-Trick« genannt (siehe Abb. 25). Auch
hierbei wird die Kapsel zunächst auf die Zunge gelegt und ein Schluck Wasser genommen,
der aber zunächst im Mund behalten wird. Das Kinn wird Richtung Brust geneigt, wobei die
Kapsel nach oben zum Rachen schwimmt und einfach geschluckt werden kann. Da Tabletten nicht »aufschwimmen«, ist diese Technik nur für Kapseln geeignet.

Tabletten-Flaschentrick

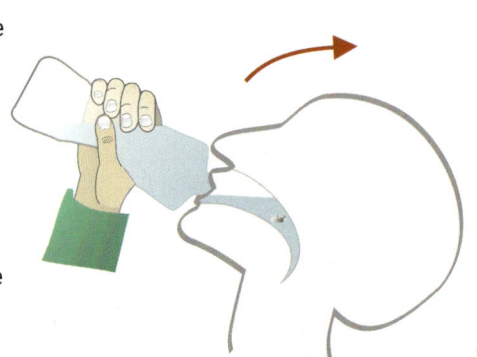

1. Füllen Sie eine elastische Kunststoffflasche (PET-Flasche) mit Wasser.
2. Legen Sie die Tablette auf die Zunge und setzen Sie die Flasche so an den Mund, dass die Lippen die Flaschenöffnung fest umschließen.
3. Trinken Sie mit Hilfe von Saugbewegungen aus der Flasche und schlucken Sie sofort die Tablette und das Wasser.
4. Lassen Sie beim Schlucken keine Luft in die Flasche strömen. Die Kunststoffflasche muss sich beim Trinken zusammenziehen.

Kapsel-Nick-Trick

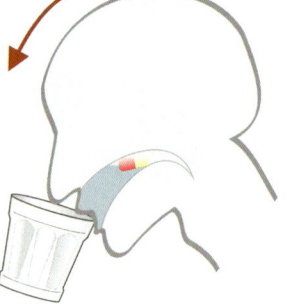

1. Legen Sie die Kapsel auf die Zunge.
2. Nehmen Sie einen mittelgroßen Schluck Wasser, behalten Sie das Wasser zunächst im Mund.
3. Neigen Sie den Kopf nach vorne, indem Sie das Kinn leicht nach unten in Richtung Brustkorb bewegen.
4. Schlucken Sie nun mit nach vorne geneigtem Kopf die Kapsel und das Wasser.

Quelle: *http://www.annfammed.org/content/12/6/550.full*
Kontakt: *Universitätsklinikum Heidelberg, Medizinische Klinik, Abt. Klinische Pharmakologie und Pharmakoepidemiologie,*
              im Neuenheimer Feld 410, 69120 Heidelberg, Tel. +49(0)6221/56-8740
Internet: *http://www.klinikum.uni-heidelberg.de/klinpharm*
Stand: *12. November 2014*

Abb. 25: Pop-Bottle und Vorwärts-Neige-Technik zur Erleichterung der Tabletten- und Kapsel-Einnahme.

9 Allgemeine Regeln der Kommunikation

Unter Kommunikation versteht man allgemein den Austausch von Botschaften oder Informationen zwischen ein oder mehreren Sendern und Empfängern. Dabei umfasst die Kommunikation verbale und nonverbale Kommunikation.

9.1 Watzlawicks Grundsätze der Kommunikation

Watzlawick postulierte 1976 erstmals, dass man nicht »nicht kommunizieren« kann. Er hat dazu fünf Grundsätze (Axiome) formuliert. Selbst wenn ein Patient nichts sagt, so wird eine Botschaft nonverbal übermittelt wie »ich möchte nicht mit Ihnen sprechen, ich traue Ihnen nicht«. Eine eindeutige Interpretation ist in diesem Fall allerdings nicht möglich. Möglicherweise hat der Patient die Frage nicht verstanden oder er war in Gedanken und antwortet daher nicht.

Jede Kommunikation hat einen Inhalts- und einen Beziehungsaspekt. Die Frage »Wie geht es Ihnen« kann sehr unterschiedlich gedeutet werden. Mimik, Gestik, Tonfall können Hinweise geben, wie der Sprecher diese Frage meint. Ist dies etwa eine unpassende Annäherung, eine Beleidigung oder zeigt die Nachfrage Verständnis (zum Beispiel nach einer schweren Krankheit) und ist durchaus angemessen für die Beziehung. Es ist also nicht nur entscheidend, *was* gesprochen wird, sondern vor allem *wie* etwas gesagt wird. Kommunikationsstörungen können dazu führen, dass Beziehungs- und Inhaltsaspekt nicht übereinstimmen. Wenn der Patient also fragt, wie es der Apothekerin geht, sie dabei aber nicht anschaut, dann ist die Botschaft eher Ablehnung und Desinteresse. Auf der anderen Seite kann ein geradezu neugieriges Nachfragen auch als übergriffig und unangemessen wahrgenommen werden.

Gesagtes kann leicht fehlinterpretiert werden. Mimik und Gestik sind meist etwas leichter zu verstehen. Körpersprache genauer zu betrachten und zu interpretieren ist daher hilfreich. Das metakognitive Training für psychotische Patienten zielt genau darauf ab, dass Situationen, Gestik und Mimik auf verschiedene Weise interpretiert und verstanden werden können. Missverständnisse im zwischenmenschlichen Bereich können so vermieden werden.

Ein Grundsatz von Watzlawick lautet, dass Kommunikation symmetrisch oder komplementär verlaufen kann. Symmetrisch bedeutet in diesem Zusammenhang, dass beide Gesprächspartner auf der gleichen hierarchischen Ebene stehen. Als komplementäre Kommunikation bezeichnet man ein Gespräch zwischen Menschen, zwischen denen eine hierarchische Beziehung besteht (Chef und Mitarbeiter, aber im ungünstigen Fall auch Apotheker/Arzt-Patient). Im letzteren Fall ist ein Partner dem anderen an Wissen, Macht oder Status deutlich überlegen und nimmt daher eine Primärposition ein.

In beiden Beziehungsmustern können Probleme auftreten. Bei symmetrischen Interaktionen könnten beide Gesprächspartner versuchen, eine überlegene Position einzunehmen, also eine komplementäre Gesprächssituation herzustellen. Es entwickeln sich Rivalitätskämpfe, die sich aufschaukeln können. Ebenfalls problematisch ist die komplementäre Gesprächsführung, wenn diese sehr starr und unveränderlich ist. Dabei kann es durchaus sein, dass ein Gesprächspartner in der einen Aufgabe, das Gegenüber aber in einer anderen überlegen ist.

So kennt sich der Patient eventuell nicht so gut mit einem Arzneimittel aus, kann aber hervorragend Geige spielen. Die optimale Kommunikation ist daher diejenige, die einen Wechsel zwischen symmetrisch und komplementär (in Richtung beider Gesprächspartner) zulässt.

9.2 Kommunikationsmodell nach Schulz von Thun

Das Kommunikationsmodell von Schulz von Thun ist sicher das Bekannteste. Im Gegensatz zu dem Modell von Watzlawick, das sich eher für eine Analyse des Gesprächsverlaufs im Nachhinein eignet, lassen sich die vier Dimensionen einer Botschaft von Schulz von Thun direkt während des Gespräches analysieren und umsetzen. Jede Botschaft enthält

- eine Sachbotschaft,
- eine Beziehungsbotschaft,
- eine Selbstoffenbarung,
- einen Appell.

Beispiel: Eine Patientin im Krankenhaus berichtet dem Arzt während der Visite: »*Ich bin am Samstag auf die Geburtstagsfeier meiner Nichte eingeladen und ich freue mich schon sehr darauf*«.

Die Sachbotschaft: Information über die Einladung.
Die Beziehungsbotschaft: Sie stehen mir so nahe, dass ich Ihnen von meiner Familie erzähle.
Die Selbstoffenbarung: Ich freue mich auf den Geburtstag.
Der Appell: Entlassen sie mich bitte vor Samstag, damit ich auf den Geburtstag gehen kann.

Hier kann es nun zu Missverständnissen kommen, da unterschiedliche »Ohren« eingesetzt werden. Der Arzt freut sich vielleicht über das entgegengebrachte Vertrauen, während der Patient eigentlich hauptsächlich den Appell anbringen wollte und nun hofft, dass der Arzt sogleich die Entlassungspapiere fertigstellt, damit sie an der Feier teilnehmen kann. Gezieltes Nachfragen, auf welcher Ebene der Sprecher die Botschaft senden wollte, kann zu einer Klärung führen. »Erzählen Sie mir das aus einem bestimmten Grund?«.

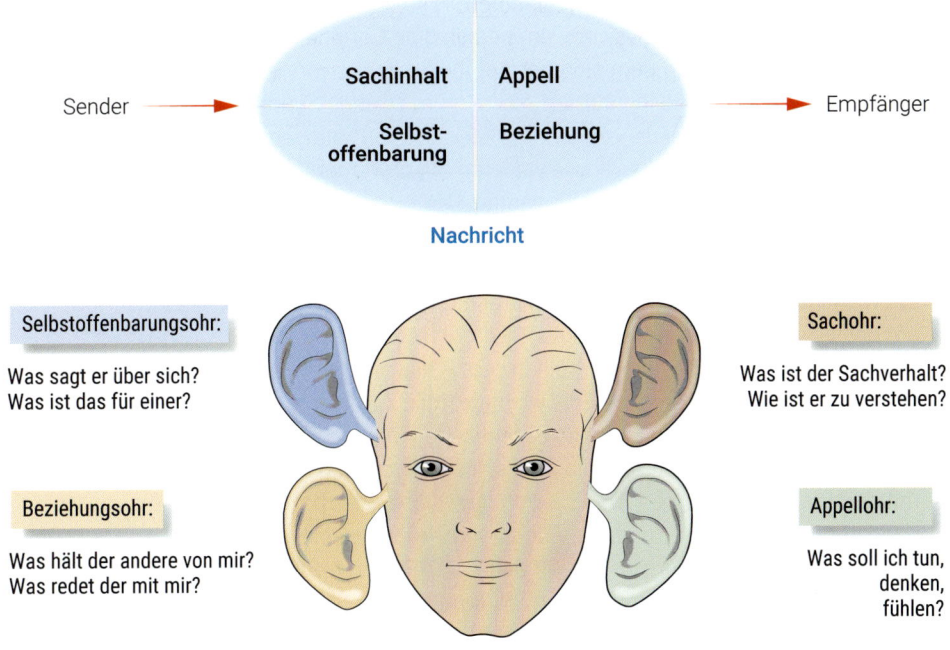

Abb. 26: Dimensionen einer Botschaft

9.3 Adhärenzförderung durch Beratungsgespräche

Thomas Gordon und Sterling Edwards entwickelten ein Gesprächsmodell für die Arzt-Patient-Beziehung, die auch auf Apotheker übertragen werden kann.

Dieses Konzept beinhaltet, dass man gemeinsam mit dem Patienten über die Behandlung entscheidet, was vor allem der Verbesserung der Adhärenz dienen soll. Die Kommunikation findet in beide Richtungen statt. Der Patient wird soweit über Pro und Contra jeder Therapieoption informiert, dass er auf Augenhöhe gemeinsam mit dem Arzt die beste Option für sich wählen kann. Dies lässt sich natürlich auch auf die Situation in der Apotheke übertragen, wenn Apotheker eine medikamentöse Therapie (OTC) empfehlen. Heilberufler sollten also keine Machtstellung einnehmen. Der Patient kann sich vielmehr beim Fachmann informieren. Er darf Fragen stellen und muss keine Angst vor Zurechtweisung, Befehlen oder Drohungen haben. Das Gespräch sollte von Empathie und Wärme geprägt sein. Der Patient sollte nicht nur als Fall, sondern als ganzer Mensch Beachtung finden. Der Patient wird so angenommen, wie er ist. Mit all seinen Vorlieben, Problemen und Einstellungen. Dabei »verbiegt« sich jedoch der Heilberufler nicht. Er bleibt bei seinem Standpunkt, kann andere Standpunkte aber auch akzeptieren. Das Ziel ist gegenseitiges Verstehen.

Dabei ist es ganz besonders wichtig, dass der Heilberufler unmittelbar auf non-verbale Signale der Ablehnung eingeht. Non-verbale Ablehnung kann durch Verstummen, Veränderung des Gesichtsausdrucks, Nervosität, trauriges Aussehen, Handbewegungen und Abwendung des Blickes erkannt werden (siehe auch Umgang mit Widerstand im Kapitel zu Motivational Interviewing).

Ein Beratungsgespräch kann wie folgt ablaufen:

1. Problem erkennen und analysieren, am besten durch offene Fragen. Nach einem vertrau-
   ensbildenden Einstieg, in dem sich der Apotheker selbst vorstellt, den Patienten kennen-
   lernt und seine Probleme identifiziert, sollte er im zweiten Schritt die Medikationshistorie
   abfragen. Dabei nimmt er die vom Arzt gelieferten Informationen des Rezepts auf und fragt
   nach früheren Medikamenten sowie weiteren Beschwerden.
2. Pharmazeutische Betreuung des Patienten: Der Apotheker bespricht das von ihm emp-
   fohlene oder vom Arzt verschriebene Arzneimittel mit dem Patienten, den Wirkmechanis-
   mus, Wechselwirkungen, Nebenwirkungen, die Dosierung und die Dauer der Anwendung.
   Die wichtigsten Informationen zur Dosierung und Art der Anwendung lässt der Apotheker
   am besten vom Patienten wiederholen. Hierdurch kann geprüft werden, ob sie verstanden
   wurden. Einnahmeempfehlungen sollten dem Patienten immer schriftlich mitgegeben werden. Dem Apotheker kommt hier die wichtige Rolle zu, dass er die Therapieempfehlungen
   des Arztes wiederholt und um pharmazeutische Inhalte ergänzt. Zudem kann er komplexere Darreichungsformen (Asthmasprays, Insulin-Pens etc.) erklären und die Anwendung
   mit dem Patienten besprechen. Eine kontinuierliche pharmazeutische Betreuung ist also
   besonders geeignet, die Therapietreue zu verbessern. Hepler und Strand haben die pharmazeutische Betreuung im Jahr 1990 definiert: »Pharmazeutische Betreuung ist die kon-
   sequente Wahrnehmung der Mitverantwortung des Apothekers bei der Arzneimitteltherapie
   pie mit dem Ziel, bestimmte therapeutische Ergebnisse zu erreichen, die geeignet sind, die
   gesundheitsbezogene Lebensqualität der Patienten zu verbessern«.
3. Bewertung der Lösungsmöglichkeiten: Pro und Kontra der Therapien aufzeigen und Abwägen. Im Beratungsgespräch ist insbesondere ein Dialog zu Vor- und Nachteilen jedes Medikaments eine Basis für Konkordanz. Man kann auch gemeinsam mit dem Patienten nach
   alternativen Lösungen suchen, also z. B. mehrere OTC-Medikamente vorstellen, aber auch
   Lifestyle-Änderungen vorschlagen, die es erleichtern können, das Therapieziel zu erreichen.
4. Entscheidung: es sollte eine Übereinkunft über das Therapieziel und die eingesetzten Therapien zur Erreichung des Ziels getroffen werden.
5. Umsetzung durch den Patienten.
6. Erfolgskontrolle nach einer angemessenen Zeit. Wie ist der Patient zurechtgekommen?
   Wurde das Therapieziel erreicht? Der Patient kann zum Beispiel aufgefordert werden, zum
   nächsten Termin alle Arzneimittelschachteln mitzubringen (Tablettenzählen zur Adhärenzmessung).

Gute Kommunikation ist also das A und O, um Adhärenz zu fördern. Aus den WHO-Faktoren
für Non-Adhärenz kann eine effektive Kommunikation für die Förderung der Adhärenz in der
Apotheke abgeleitet werden. Diese Form der Beratung ist leicht in den pharmazeutischen Alltag einzugliedern und ergänzt die Leitlinien der Bundesapothekerkammer zur Beratung in der
Selbstmedikation oder bei Verordnung. Sie wurde an in der PharmAdhere Studie von Laven
et al. an der Heinrich-Heine-Universität in Düsseldorf wissenschaftlich validiert. Sie umfasst
eine Unterstützung für alle Adhärenzphasen. Allgemeine Regeln, die abgeleitet wurden, sind:

- In einfachen Worten und/oder unter Einsatz von Metaphern erklären, wie das Arzneimittel wirkt und motivationsorientiert erläutern, welchen Nutzen die Arzneimitteltherapie hat;

dazu können auch Grafiken gezeichnet oder gezeigt werden, um zum Beispiel Wirkmechanismen vereinfacht darzustellen.

- Beratungstrio zum Arzneimittel vermitteln: Dosierung (genaue Angabe der Dosierung inklusive Einnahmehinweise und eventuell maximale Tagesdosis, Umgang mit vergessenen Einnahmen); Dauer der Arzneimitteleinnahme; weitere Information, wie zum Beispiel zu Fahrtüchtigkeit, Phototoxizität, Lagerung.
- Umgang beim Auftreten von Nebenwirkungen erklären, Möglichkeiten aufzeigen, um Nebenwirkungen abzumildern.
- Eine knappe patientenzentrierte Beratung in allen Indikationen und bei allen Erkrankungen anbieten zu können, die sich an aktuellen Leitlinien und Empfehlungen der Fachgesellschaften orientiert, erfordert gutes Fachwissen und ständige Fort- und Weiterbildung.
- Mit einer patientenorientierten Einstellung und gezielter Kommunikation kann ein Apotheker ein mitfühlender Begleiter des Patienten sein. Er sollte dabei auch berücksichtigen, dass Änderungen, die sich im Leben eines Patienten ergeben, die Adhärenz sofort beeinflussen können, selbst wenn der Patient die Medikamente seit Langem einnimmt.

Bei jeder Begegnung sollten, auch wenn sie nur wenige Minuten dauert, eine kurze Intervention und die Überprüfung der Adhärenz in allen drei Phasen erfolgen.

- 1. Phase: Vertrauensbildende Maßnahmen

Vertrauen entsteht vor allem durch Treue, Kompetenz, Ehrlichkeit und Vertraulichkeit. Der allererste Schritt sollte daher ein gegenseitiges Kennenlernen sein, um sicherzustellen, dass der Patient und der beratende Apotheker sich namentlich kennen. Daher ist es empfehlenswert, sich jedem Patienten, der den Apotheker nicht gleich mit dem Namen begrüßt, vorzustellen. Das Tragen von Namensschildern kann dabei helfen, eine Verbindlichkeit herzustellen. Ebenso wichtig ist es, den Patienten zu identifizieren: »Ist das Arzneimittel für Sie selbst / Sind Sie Frau/Herr ...?«.

Dann ist zu prüfen, ob der Patient ein Kundenkonto in der Apotheke hat. Alle Arzneimittel und andere Produkte sind in dieses Konto einzutragen. Wohlgemerkt, kein Konto zum Sammeln von Rabattpunkten, sondern ein individuelles Konto, anhand dessen Medikationsanalysen und Wechselwirkungschecks möglich sind.

Jeder einzelne Kunde der Apotheke sollte idealerweise ein Kundenkonto haben. Dies gilt auch für Selbstmedikationskunden – schließlich gelten für sie die gleichen Regeln, und auch hier lassen sich Adhärenz oder Nicht-Adhärenz leicht steuern, wenn die zugehörigen Daten vorliegen.

- 2. Phase: Anamnese

Im zweiten Schritt gilt es, herauszufinden, was bisher geschah. Die Krankengeschichte kann sich von Mal zu Mal ändern, denn derzeit hat die Apotheke (noch) keinen Zugriff auf die Patientenakte. Anders ist dies im Krankenhaus, dort stehen dem Stationsapotheker deutlich mehr Informationen zur Verfügung. In der öffentlichen Apotheke ist der Apotheker auf die Auskünfte des Patienten angewiesen, was Diagnose und Laborwerte betrifft.

Aus kommunikativer Sicht ist das vielleicht auch gut: Seine Aussagen zeigen, was der Patient selbst verstanden hat. Die Informationen sind dadurch aber auch teilweise unvollständig und man kann sich nur ein vages Bild von der Vormedikation/Vorerkrankungen machen. Mit Einfühlungsvermögen sollte es gelingen, zu erfahren, was er über die aktuelle Behandlung denkt und wie er glaubt, dass seine Therapie verlaufen wird. Dies lässt erahnen, wie es um die Adhärenz bestellt ist. Diese Selbsteinschätzung gilt es, aufgeschlossen, nicht wertend und mitfühlend wahrzunehmen und in die Beratung einzubinden. Fragen in diesem Gesprächsabschnitt sollten sich darauf ausrichten, herauszufinden, welche Empfehlungen der behandelnde Arzt ausgesprochen hat und welchen Therapienutzen der Patient erwartet. In der Selbstmedikation gilt es abzuklären, ob deren Grenzen erreicht wurden, und ob an einen Arzt verwiesen werden muss. Dazu kann man auch nach der Dauer der Symptome fragen und ärztlich behandlungsbedürftige Indikationen durch geeignete Fragen eruieren.

Hier kann gezielt gefragt werden, welche Faktoren eventuell zu einer Non-Adhärenz führen.

- 3. Phase: Erstverordnung und Wiederholungsverordnung

Erst jetzt sollte mit der eigentlichen Information zum Arzneimittel begonnen werden. In diesem Schritt wird die Fachkraft bei Erstverordnung mehr erklären, und bei Wiederholungsverordnung genau die gleichen Inhalte eher vom Patienten erfragen. Zu diesem Zeitpunkt sollte die Motivation des Patienten schon bekannt sein. Nun wird mit einer persönlichen, motivationsorientierten Nutzenformulierung begonnen.

Es reicht nicht, die korrekten Informationen zu geben – vielmehr müssen diese auch richtig formuliert werden, damit sich der Patient motiviert fühlt und befähigt wird, sie umzusetzen (siehe Kapitel 10 »Modelle der Adhärenzförderung«). Im Anschluss daran werden die drei wichtigsten Punkte zum Arzneimittel sowie diejenigen Nebenwirkungen erläutert, auf die der Patient achten muss. So kann er bei ihrem Auftreten selbst aktiv werden oder auch selbst präventiv tätig sein.

- 4. Phase: Gemeinsame Zielsetzung

Der wichtigste, aber häufig vergessene Schritt für eine strukturierte Beratung ist die gemeinsame Zielsetzung. Dieser Schritt sollte eine kurze Zusammenfassung enthalten, die idealerweise der Patient selbst formuliert. Dabei kann es auch um Monitoring-Maßnahmen wie Blutdruck- und Blutzuckermessen, Dokumentation oder Auslesen der Arzneimittelverwendung gehen. Es ist wichtig, zu betonen, dass solche Maßnahmen zur Einhaltung der Adhärenz, nicht zur Kontrolle der Patienten dienen.

Der Apotheker sollte eher ein partnerschaftliches als ein autoritäres Verhalten an den Tag legen und Wissen, Können sowie Erfahrung des Patienten respektieren. Nur so lassen sich Konkordanz und schließlich auch Persistenz erreichen. Das Gespräch endet mit der Verabredung zu einem Folgetermin, der möglichst schon vor der nächsten Verordnung (meist nach drei Monaten) stattfinden sollte.

Tabelle 4: Tipps für die Kommunikation mit dem Patienten, um Non-Adhärenz zu vermeiden

Die Fragen, um Non-Adhärenz zu erkennen	»Viele Patienten haben Schwierigkeiten bei der Einnahme der Medikation. Wie oft haben Sie während der letzten Woche die Einnahme vergessen?«
Zufriedenheit mit der Kommunikation seitens des Patienten	Der Patient sollte aktiv in die Konversation zu seiner Medikation eingebunden werden.
Tonfall während der Kommunikation	Sollte nicht drohend oder einschüchternd sein. Sollte nicht im Befehlston sein. Sollte nicht abwertend sein. Sollte den Patienten nicht zu Compliance bewegen, sondern dem Patienten vielmehr helfen, das Beste aus seiner Medikation »herauszuholen«. Sollte keine Furchtappelle enthalten, dem Patienten sollte also keine Angst vor Nebenwirkungen oder Gefahren bei Nichteinnahme gemacht werden.
Art der Kommunikation	Diskussion und die Präsentation von Informationen (was, wann, wie oft etc.).
Häufigkeit der Kommunikation	Weitere Termine vorschlagen. Anbieten, dass sich der Patient bei Problemen jederzeit bei Ihnen melden kann. Bei jedem Apothekenbesuch/Stationsbesuch kann mit dem Patienten kommuniziert werden, um eine Verbindung auszubauen und die Adhärenz langfristig zu fördern. Bei Wiederholungsverordnungen nach Veränderungen in der Einschätzung des Nutzens und der Erkrankung fragen.
Methode der Kommunikation	Eine Kombination aus gesprochenen und schriftlichen Informationen ist am besten geeignet, um die Adhärenz zu fördern. Versuchen sie sich der Sprache des Patienten anzupassen und vermitteln Sie die Inhalte je nach Bildungsstand des Patienten. Vermeiden Sie Fachwörter/Fachjargon.
Inhalt der Kommunikation	Nachfragen, ob der Patient Probleme bei der Einnahme der Medikation hat. Den Patienten befragen, was seine Einstellung bezüglich der Medikation ist und welche Informationen er schon dazu hat, um mögliche Missverständnisse zu detektieren und dann richtigzustellen. Versuchen, eine Kosten- Nutzen-Abwägung vom Patienten zu eruieren, und diese zu thematisieren bevor Probleme auftreten. Missverständnisse und Fehlinformation des Patienten sollte weiterhin diskutiert werden, damit Informationen vermittelt und Strategien festgelegt werden können.

Beispiel für adhärenzfördernde Kommunikation

Patient: »*Mir wurde dieses Medikament neu verordnet. Denken Sie, ich sollte es einnehmen? Ich nehme bereits mehrere Medikamente.*«

Apotheker: »*Unbedingt, lassen Sie uns gemeinsam schauen. Ich würde gerne einige Themen mit Ihnen besprechen, um sicherzustellen, dass Sie von der Therapie profitieren können.*«

Patient: »*In Ordnung.*«

Apotheker: »*Haben Sie bereits Informationen über dieses Medikament, und wenn ja, welche?*«

Beispiel für adhärenzverhindernde Kommunikation

Patient: »*Mir wurde dieses neue Medikament neu verordnet. Denken Sie, ich sollte es einnehmen? Ich habe bereits mehrere Medikamente.*«

Apotheker: »*Dieses Medikament kenne ich nicht so gut, es wird nicht häufig verordnet. Ich kann das gerne prüfen, sobald ich Zeit dafür finde.*«

Patient: »*Vielen Dank. Dann komme ich später nochmals wieder.*«

Apotheker: »*Gerne, melden Sie sich einfach wieder.*«

9.4 AIDES-Methode

Die AIDES- Methode ist eine evidenzbasierte Strategie, die die Adhärenz verbessern kann. Sie wurde von Bergman-Evans entwickelt und 2006 publiziert. Sie eignet sich besonders für die Anwendung in der Apotheke.

A = Assessment, es sollte eine ausführliche Evaluation der gesamten Medikation und Maßnahmen des Patienten erfolgen.

I = Individualisierung, das gesamte Medikamentenregime sollte individuell auf den Patienten angepasst werden.

D = Dokumentation, dem Patienten sollten auf ihn abgestimmte schriftliche Informationen (Informationsblätter, Dokumentationsbögen) mitgegeben werden, um die Kommunikation zwischen Patienten und Arzt zu verbessern.

E = Edukation, der Patient sollte zu jeder Zeit die auf ihn und seine Situation angepassten und erforderlichen Informationen erhalten.

S = Supervision, auch nach erfolgreichem Beginn der Therapie sollte der Patient kontinuierlich betreut (supervidiert) werden, beispielsweise durch regelmäßiges Nachfragen, wie er mit der Einnahme zurechtkommt, ob Nebenwirkungen aufgetreten sind und Ähnliches. Der Patient soll regelmäßig motiviert werden.

9.5 Kommunikation in den drei unterschiedlichen Phasen der Adhärenz: Initiierung, Implementierung und Persistenz

Zu Behandlungsbeginn (Initiierungsphase) benötigt der Patient viele Informationen, etwa über den Erkrankungsverlauf, die zu erwartende Wirkung des Medikaments, Therapiedauer, Einnahmehinweise und Nebenwirkungen. Zwei Themen sollten dabei unbedingt aktiv exploriert werden: Seine Kenntnisse über die Erkrankung und Behandlungsmöglichkeiten, und seine Einstellung zur Notwendigkeit der Therapie und seine Bedenken hierzu.

Beispiele:

»Können Sie mir bitte kurz sagen, was Sie bereits über die medikamentöse Behandlung Ihrer Erkrankung wissen?«

»Fällt es Ihnen schwer, sich mit Ihrer Erkrankung abzufinden?«

»Haben Sie Bedenken, die Medikation einzunehmen?«

»Was erwarten Sie von der Medikation?«

»Welche Nachteile erwarten Sie durch die Medikation?«

Somit erkennen Sie den Kenntnisstand des Patienten und vermeiden Fettnäpfchen zum Beispiel durch Informationen zur Einnahme bei einer anderen Indikation. Jedem Patienten sollten Informationen über die Behandlung und den Effekt der Medikation auf die Erkrankung gegeben werden. Dabei müssen auch Vor- und Nachteile einer Arzneimitteltherapie offen diskutiert werden. Hierdurch erkennen Sie mögliche Gründe für eine primäre und sekundäre Non-Adhärenz und können direkt Maßnahmen zur Förderung einsetzen.

In der zweiten Phase, der Implementierungsphase, die den Zeitraum von Initiierung bis zum Therapieabbruch umfasst, beeinflussen viele Faktoren die tatsächlich gezeigte Adhärenz, so der eigene Wille, Fertigkeit, Lebensstil und Einstellungen. Ziel in dieser Phase ist es, den Patienten über die erwarteten Ziele zu informieren und ihn aktiv in die Therapie – zum Beispiel durch tägliche Blutdruckmessungen zu Hause – einzubinden, ihn die Verantwortung für die eigene Behandlung übernehmen zu lassen.

Wiederum zwei Themen sollten mit dem Patienten besprochen werden: Die möglichen Schwierigkeiten, die der Patient bei der konkreten Durchführung haben könnte, und die praktische Unterstützung, um diese Probleme zu bewältigen

Mögliche Einstiegsfragen wären:
»Ärgern Sie sich darüber, dass sie regelmäßig Medikamente einnehmen müssen?«
»Ärgern Sie sich darüber, dass sie auf Alkohol/ Süßes/ Zigaretten etc. verzichten müssen?«

Wichtig ist, Informationen zum Vorgehen beim Vergessen einer Einnahme, zur sogenannten »Forgiveness« zu geben: bis wann soll die Einnahme »nachgeholt« werden, ab wann soll dies unterbleiben? Mehrmals tägliche Einnahmen und komplexere Regime verschlechtern zwar die Adhärenz, »verzeihen« aber eher das Auslassen einer Einzeldosis, da die Serumspiegel nicht so stark abfallen. Ein Beispiel: Bei einmal täglicher Gabe sinkt die Konzentration des Wirkstoffs bei Vergessen bis zur nächsten Einnahme so stark ab wie beim Auslassen von drei aufeinanderfolgenden Einzeldosen eines zweimal täglich dosierten Medikaments.

Die dritte Phase, der Abbruch, beschreibt den Stopp der Therapie und somit die Persistenz. Die Non-Persistenz dauert dann bis zum Ende der Verschreibungsperiode. Nach Virjens et al. 2008 bricht etwa die Hälfte der chronisch Erkrankten mit einmal täglichem Therapieschema nach einem Jahr die Medikation ab. Man unterscheidet flexible Therapiepausen, »Drug holidays« und »echte« Non-Persistenz. In jedem Fall sollte möglichst eine Re-Initiierung der Therapie erfolgen. Dabei ist es wichtig, die Gründe für den Therapieabbruch zu identifizieren. Handelte es sich um nicht-intentionale oder intentionale Non-Adhärenz? Gab es praktische Umsetzungsgründe, Nebenwirkungen oder Befürchtungen und Ängste, die zum Therapieabbruch geführt haben? Der Patient kann befragt werden, welche Unterstützung er präferiert, um die Adhärenz zu verbessern. Ängste und Befürchtungen sollten ernst genommen und ausführlich besprochen werden.

9.6 Kooperation Arzt-Apotheker

Eine gute Kommunikation zwischen Arzt und Apotheker ist zur Adhärenzförderung essentiell. Erkenntnisse müssen geteilt und gemeinsam Lösungen gefunden werden (zum Beispiel Verblisterung, Rezepturarzneimittel für bessere Dosierbarkeit oder bei Schluckstörungen). Insbesondere auch bei Medication Reviews müssen Informationen ausgetauscht werden. Der Arzt muss über mögliche oder bereits identifizierte arzneimittelbezogene Probleme informiert werden, sodass er dann gemeinsam mit dem Patienten Lösungen finden kann. Der Apotheker kann dazu Vorschläge einbringen. Eine Schweigepflichtentbindung des Patienten muss in diesem Falle vorliegen.

Jean-Didier Bardet von der Universität Grenoble, Frankreich analysierte in einer Übersichtsarbeit vier Modelle und Werkzeuge als die wichtigsten Ansätze für eine erfolgreiche Kooperation und Kollaboration zwischen Arzt und Apotheker für den ambulanten Sektor. Im gebräuchlichsten Collaborative Working Relationship (CWR)-Modell wird die Zusammenarbeit von Ärzten und Apothekern als ein fünfstufiger dynamischer Prozess beschrieben. Beeinflussende Faktoren für die Kooperation sind dabei unter anderem das Alter, die Berufserfahrung und die Bereitschaft der Betroffenen zur Zusammenarbeit, das Umfeld und die Art der Kommunikation (siehe Abbildung 27).

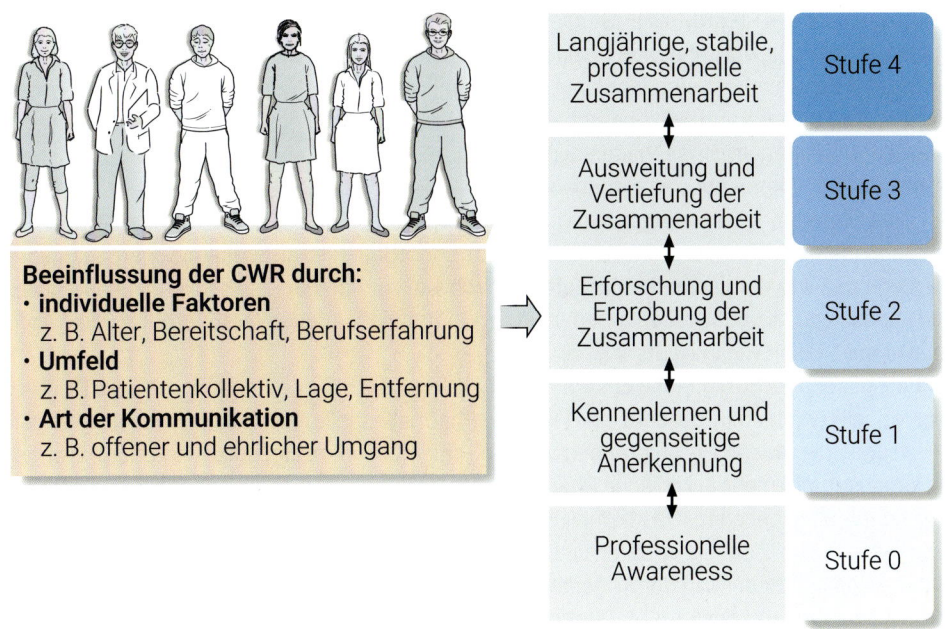

Abb. 27: Das CWR Modell nach Heafeli et al. 2015

Neben dem CRW-System gibt es noch vier weitere Modelle zur Beschreibung der Arzt-Apotheker-Interaktion: Das Physician/Pharmacist Collaboration Instrument (PPCI) ist ein Werkzeug zum Messen des Ausmaßes der Kooperation. Insbesondere eine klare Rollenverteilung, ein professioneller Umgang, sowie das gegenseitige Vertrauen sind als positive Faktoren für eine Kooperation zu nennen.

Das General Practitioner and Community Pharmacist Collaboration (GPCPC-Modell) von Bradley et al. aus Großbritannien besteht aus drei Stufen: der Isolierung, der Kommunikation und der Kollaboration. Es gibt sieben beeinflussende Faktoren für eine Kooperation: Standort, Service, Vertrauen, Kommunikation, Rollenverteilung, Respekt und das persönliche Kennen der beteiligten Personen.

Ein aus Australien stammendes Modell, das Community Pharmacist's Attitudes Toward Collaboration Instrument with General Practitioners (ATCI-GP-Modell) benennt drei Faktoren, die Ärzte und Apotheker dazu bewegen können, eine Kooperation einzugehen (Van et al. 2011). Besonders wichtig ist neben persönlichen Faktoren und den Umweltfaktoren auch die persönliche Einstellung des Arztes gegenüber dem Apotheker.

In Deutschland hat sich das CWR Modell durchgesetzt und es gibt einige Projekte, wie z. B. Athina (Stufe-1-Kooperation) und Apo-AMTS (Stufe-1-Kooperation). Auch Faxvorlagen der ABDA zur Kontaktaufnahme mit dem Heilberufler ermöglichen eine Stufe-1-Kooperation.

Stufe-2-Kooperationen werden zum Beispiel im Aktionsplan zur Verbesserung der Arzneimitteltherapiesicherheit konkret als Maßnahme zur Verbesserung der Arzneimitteltherapiesicherheit (AMTS) gefordert und in Projektgruppen zur flächendeckenden Implementierung ausgearbeitet. Wenige Modellprojekte entsprechen der Stufe 3, bei denen es um eine Verbesserung der Patientenversorgung durch interdisziplinäre Interventionen geht. Das Armin-Projekt, aber auch die PHARM-CHF-Studie sowie die WestGem-Studie seien hier beispielhaft genannt. Regelmäßig stattfindende Qualitätszirkel stellen ebenfalls eine Stufe-3-Kooperation dar.

Stufe 4 kennzeichnet eine langjährige Kooperation. Der Austausch mit den Ärzten findet täglich statt und es kann sich dadurch eine gemeinsame Verantwortung für die Patienten entwickeln. Durch regelmäßige Visitenteilnahme und Kurvenvisiten wird ein Follow-Up der pharmazeutischen Interventionen eingehalten.

Trotz dieser möglichen Einsparungen, Reduktion von Mortalität und Morbidität und der vorliegenden Evidenz, dass die Heilberufe Arzt und Apotheker gut zusammenarbeiten können und dabei Synergien entstehen, gibt es nach wie vor nur wenige Krankenhausapotheker in Deutschland, die auf Station arbeiten. In Großbritannien arbeiten fast 20-mal so viele Apotheker auf Station wie in Deutschland.

Eine besonders erfolgreiche Zusammenarbeit von Arzt und Apotheker ist mit dem Eichberger Modell® entstanden, bei dem eine klinische Pharmazeutin im Klinikteam arbeitet. Im engen Austausch der beiden Berufsgruppen werden Patienten in Einzelgesprächen oder Psychoedukationsgruppen durch klinische Pharmazeuten beraten, über Medikamente aufgeklärt und zur Adhärenz angehalten. Das Modell wurde ambulant, teilstationär und stationär entwickelt und vielfach publiziert. Die größten zu überwindenden Hürden waren die Finanzierung dieser Stabsstelle und Bedenken der Ärzteschaft hinsichtlich Machtverlust (Hahn et al. 2012). Dies deckt sich auch mit den von McDonough und Weißenborn publizierten Hemmnissen für eine Kooperation (McDonough et al. 2011; Weißenborn et al. 2018), die neben der Finanzierung unter anderem auch Angst vor Machtverlust und wenig gegenseitiges Vertrauen in die Kenntnisse anderer Heilberufe anfügen.

9.7 Nice-Leitlinien Empfehlungen zur Förderung der Adhärenz

Schlüsselprinzipien zur Förderung der Adhärenz wurden bereits 2009 vom britischen »National Institute for Health and Care Excellence« (NICE) in der Leitlinie »Medicines adherence: involving patients in decisions about prescribing medicines and supporting adherence« festgelegt.

1. Der Heilberufler sollte seinen Kommunikationsstil so gestalten, dass alle Patienten die Möglichkeit haben, bei Entscheidungen bezüglich der Medikation mitzuwirken.
2. Mit jedem einzelnen Patienten sollte effektiv kommuniziert werden. Dazu sollten die Informationen für den Patienten verfügbar und verstehbar sein (zum Beispiel durch Bilder, Informationen in Fremdsprachen, Informationen in großer Schriftart, Einsatz von Dolmetschern, Informationsbroschüren, individuellen Mitschriften der wichtigsten Vereinbarungen).
3. Allen Patienten sollte eine Mitbestimmung bei der Medikationsauswahl angeboten werden. Der Heilberufler sollte abklären, welche Mitsprache der Patient haben möchte.
4. Der Heilberufler sollte sich bewusst sein, dass bei der Mitsprache durch den Patienten auch eine Ablehnung bezüglich der Medikamenteneinnahme erfolgen kann.
5. Der Heilberufler muss eine Ablehnung der Einnahme akzeptieren, auch wenn er anderer Meinung ist. Solange der Patient die Entscheidung informiert trifft, die kognitiven Fä-

higkeiten hat, diese Entscheidung zu treffen und die Konsequenzen überschauen kann, muss die Entscheidung akzeptiert werden.

6. Der Heilberufler sollte sich gewahr sein, dass die Überzeugung des Patienten, ob er eine Medikation benötigt, maßgeblich die Adhärenz beeinflusst.

7. Heilberufler sollten dem Patienten Informationen zu der Erkrankung und Behandlung anbieten, die keine Fachsprache enthalten und die einfach zu verstehen sind.

8. Der Heilberufler sollte annehmen, dass Non-Adhärenz häufig auftritt und dass die meisten Patienten partiell non-adhärent sind. Daher sollte bei jeder Verordnung oder Abgabe nach der Adhärenz gefragt werden. Dabei gilt: keine Schuldzuweisungen aussprechen und nicht urteilend kommunizieren.

9. Der Heilberufler sollte sich bewusst machen, dass Adhärenz verbessert werden kann, es aber keine Standardlösung für alle Patienten gibt, wie dies zu erreichen ist. Die Intervention muss immer maßgeschneidert sein.

10. Heilberufler sollten das Wissen, die Einstellung und die Befürchtungen des Patienten regelmäßig prüfen, da sich mit der Zeit Veränderungen ergeben können. Dies gilt insbesondere für polypharmazeutisch behandelte Patienten mit chronischen Erkrankungen.

9.8 Validieren als Kommunikationstechnik

Validieren bedeutet hier, die Antworten der Patienten ernst zu nehmen und nicht herunterzuspielen. Man lässt den Patienten spüren, dass er angenommen wird. Der Heilberufler vermittelt, dass die Reaktion oder das Verhalten des Patienten (auf emotionaler, kognitiver und Verhaltensebene) in der Lebenssituation des Patienten Sinn ergibt und aus seiner Sicht verständlich ist. Wer nicht aktiv validiert, läuft Gefahr zu »invalidieren«. Dies führt häufig zum Beziehungsabbruch, der Patient wird sich also in Zukunft lieber von einer Kollegin oder einem anderen Kollegen beraten lassen, oder geht gar in eine andere Apotheke.

Um zu validieren, gibt es sechs Strategien:

V1: Dem Patienten aktiv zuhören und genau beobachten.
Das heißt, interessiert und aufmerksam sein, aktiv nachfragen. Damit wird deutlich, dass es der Mühe wert ist, den Patienten zu verstehen. Affirmationen wie »Ach so, Ah, Mhmmm« und Kopfnicken können eingesetzt werden und dem Gegenüber zeigen, dass man wirklich zuhört und »dabei ist«. Invalidierend wäre zum Beispiel wegzusehen oder sich gleichzeitig mit etwas anderem zu beschäftigen, wie eine Chat Nachricht auf dem Handy zu schreiben, während der andere gerade spricht.

V2: Genaue Reflexion
Dem Gegenüber wird vermittelt, das Gesagte gehört und verstanden zu haben (»habe ich das richtig verstanden, dass…«, »ich habe dies und das verstanden, stimmt das?«). Wichtig ist dabei, nicht zu bewerten oder gar zu (ver)urteilen. Die Perspektive mag nicht die einzig Wahre und Richtige sein, aber es ist der aktuelle IST-Zustand des Patienten.

V3: Artikulation von Nichtverbalisiertem

Das heißt, dass der Heilberufler nicht ausgedrückte Gefühle und inneres Erleben des Patienten verbalisiert. Er drückt also aus, was der Patient nicht zu sagen wagt, oder was ihm selbst vielleicht auch noch nicht so klar ist. Beispiel: Wenn ein Patient etwas Trauriges schildert und Sie das der Mimik und Gestik des Patienten deutlich entnehmen können, der Patient die Traurigkeit aber selbst nicht ausspricht, so kann man entgegnen: »Das macht Sie bestimmt sehr traurig«. Dies ist eine sehr starke Validierung, da sich der Patient verstanden fühlt.

V4: Validierung in den Termini von vergangener Lernerfahrung oder biologischer Dysfunktion

Dabei wird angenommen, dass jedes Verhalten eine Ursache hat und damit prinzipiell nachvollziehbar ist. Beispiel: »Wenn Sie einen anaphylaktischen Schock auf Penicillin im letzten Jahr bekommen haben, ist es klar, dass Sie jetzt große Angst haben, ein neues Medikament einzunehmen«.

Dabei muss die Angst nicht gutgeheißen werden, es soll nur klargemacht werden, dass die Reaktion nachvollziehbar ist. Einem »Ich müsste/dürfte keine Angst haben« soll damit vorgebeugt werden, denn Verhaltensänderungen können nur stattfinden, wenn die Realität zunächst akzeptiert wird. »Ich habe Angst« ist also der erste Schritt zur Veränderung. Invalidierend wäre es zum Beispiel dem Patienten zu sagen:« Sie brauchen doch keine Angst zu haben, das neue Medikament einzunehmen«.

V5: Validieren in Termini von gegenwärtigen Umständen

Der Heilberufler zeigt dem Patienten, dass eine Reaktion auf einen Stimulus durchaus nachvollziehbar ist. Beispiel: »Ich kann verstehen, dass Sie wütend sind, weil Sie so lange in der Schlange warten mussten«. Auch hier sollte die Reaktion nicht unbedingt gutgeheißen werden (wenn der Patient den Apotheker anschreit). Diese Validierung setzt das Respektieren unterschiedlicher Wertmaßstäbe voraus (wann darf ich wie reagieren, was macht mich wütend/traurig/glücklich, was ist ein angemessenes Verhalten). Invalidierend wäre hier zum Beispiel zu sagen, dass der Patient doch nicht so wütend sein muss, nur weil er in der Schlange warten musste«.

V6: Radikale Echtheit

Der Patient wird respektvoll behandelt und es wird angenommen, dass ihm die Veränderung gelingt (Ernährungsumstellung, Medikation regelmäßig einnehmen). Es werden Fähigkeiten aufgezeigt, mit denen der Patient es schaffen kann. Es kann sich aber auch um Aussprüche handeln wie, »Oh nein« oder »So ein Mist«. Wichtig ist, dass der Ausspruch echt gemeint ist (radikal echt). In einem gewissen Sinn gibt man die professionelle Distanz für einen kurzen Augenblick auf und zeigt sich dem Patienten als »Mensch«.

9.9 Commitmentstrategien zur Förderung der Adhärenz

Commitment (englisch für Bindung, Verpflichtung) gibt es in verschiedenen Lebensbereichen. Es kann der Identifikation mit einem Unternehmen dienen (organisationales Commitment), in einer Partnerschaft das Bekennen zum Partner bedeuten, im medizinischen und therapeutischen Kontext geht es darum, einen Patienten für eine Therapie zu motivieren und zu gewinnen. Den Patienten zu »committen« und damit die Adhärenz zu fördern, kann schwer sein. Es stellt aber die Grundvoraussetzung für eine Veränderung dar. Es gibt verschiedene Strategien, die in Gesprächen genutzt werden können, um ein Commitment zu erzielen.

1. Pro und Contra

Menschen im Allgemeinen halten sich eher an Vereinbarungen, an die sie glauben, als an Vereinbarungen, an die sie nicht glauben. Die Idee, die hinter der Pro-und-Contra-Diskussion steht, ist eine doppelte:

a) Um die Vorteile einer geprüften und getroffenen Entscheidung zu wiederholen.

b) Um frühzeitige Argumente gegen Zweifel zu entwickeln, die sicher später auftauchen.

2. Advocatus diaboli

Wenn eine nur schwache Zustimmung durch den Patienten vorhanden ist, kann ein Heilberufler Argumente anführen, die gegen eine Zustimmung sprechen (»Die Medikamente sind teuer, man muss regelmäßig an die Einnahme denken, man braucht die Medikamente vielleicht gar nicht«). Diese Argumente müssen natürlich etwas schwächer sein, als die Argumente für eine Zustimmung. Diese Technik vermittelt dem Patienten das Gefühl, eine Wahlmöglichkeit zu haben und die Kontrolle zu behalten.

3. Fuß in die Tür

Einer einfachen Aufforderung folgt eine schwierigere. »Könnten Sie sich vorstellen, **heute** Ihre Medikamente nach Anordnung einzunehmen? Könnte Ihnen das für eine gewisse Zeit auch täglich gelingen? Wenn ja, über welchen Zeitraum?«. So kann der Patient selbst ein für ihn realistisches Ziel formulieren.

4. Tür ins Gesicht

Der Heilberufler verlangt zunächst mehr, als der Patient erwartet (zum Beispiel nie wieder Schokolade zu essen), um dann etwas Leichteres zu vereinbaren (Schokolade etwas zu reduzieren). So kann man sich schrittweise dem Ziel annähern, wenn eine Stufe erreicht wird.

5. Erinnerung an frühere Zustimmung

Der Patient kann auch an frühere Zustimmungen (zum Beispiel das Medikament dauerhaft einzunehmen, regelmäßig Sport zu treiben) erinnert werden, wenn die Stärke der Zustimmung abzunehmen scheint oder das Verhalten nicht mit den getroffenen Vereinbarungen kongruent ist.

6. Betonung der freien Wahlmöglichkeit

Zustimmung und Zusammenarbeit werden verstärkt, wenn Menschen glauben, eine Entscheidung aus freien Stücken getroffen zu haben und wenn sie glauben, dass es keinen anderen Weg zur Erreichung ihrer Ziele gibt. Ein Heilberufler sollte daher immer wieder die freie Entscheidungsmöglichkeit der Patienten betonen, gleichzeitig aber klar realistische Konsequenzen der jeweiligen Entscheidung aufzeigen.

7. Cheerleading

Da der Patient vielleicht keine Hoffnung hat, dass er jemals Veränderungen (Medikamenten-einnahme, Äderung des Essverhaltens, Lifestyle-Veränderungen) durchsetzen kann, muss er ermutigt werden. Dazu werden kleinste Fortschritte verstärkt und betont, dass der Patient alle Fähigkeiten besitzt, um die Schwierigkeiten bewältigen zu können. »Das ist super, dass Sie es geschafft haben, zweimal die Woche Sport zu treiben«.

9.10 Blockaden in der Kommunikation »Don'ts«

Nach Thomas Gordon gibt es Kommunikationsblocker, die verhindern, dass ein offenes und konstruktives Gespräch zustande kommt. Es handelt sich um invalidierendes Verhalten (siehe Validierungsstrategien). Einige beispielhafte Blocker sind:

Befehlen: »*Nehmen Sie jetzt sofort das Medikament ein.*« (Klare Anweisungen sind grundsätzlich sinnvoll, aber die Art und Weise, wie dies formuliert und angebracht wird, ist entscheidend.)

Drohen: »*Wenn Sie das Medikament wieder nicht regelmäßig einnehmen, hat das unangenehme Konsequenzen für Sie*«.

Urteilen: »*Sie verstehen doch gar nichts von Medikamenten*«.

Analysieren: »*Sie haben sicher heute so schlechte Laune, weil Sie Diät machen*«.

Predigen: »*Sie müssen sich schon an die Diät halten, wenn Sie gesund werden wollen*«.

Ausfragen: »*Was sind das genau für Probleme mit Ihrer Partnerin, die Ihnen Sorgen machen?*« (Nicht zu verwechseln mit Beschaffung von erforderlichen Informationen, die teilweise auch die soziale Situation des Patienten betreffen können.)

Ablenken: »*Machen Sie sich nicht so viele Gedanken über Nebenwirkungen, nehmen Sie das Medikament doch einfach ein.*«

Statt Patienten mit Fragen zu überhäufen, kann man versuchen, Bitten und offene Fragen zu formulieren. Damit lässt man dem Patienten die Entscheidung, was er erzählen möchte und was vielleicht nicht. »Wenn ich Sie zu den Arzneimitteln zur Behandlung von … optimal beraten soll, wäre es für mich wichtig zu wissen, was Sie schon ausprobiert haben und welche Erfahrungen Sie damit gemacht haben«. So angesprochen, wird der Patient vermutlich sehr auskunftsbereit sein.

10 Modelle zur Adhärenzförderung

In diesem Kapitel werden allgemeine Modelle zum Gesundheitsverhalten von Menschen vorgestellt. Gesundheitsverhalten ist dabei jegliches Verhalten, das die Gesundheit fördert oder langfristig erhält, beziehungsweise Schäden und mögliche Einschränkungen durch die Erkrankung fernhält und die Lebenserwartung verlängert. Gesundheitsverhalten kann neben Aufnehmen von bestimmten Verhaltensweisen (zum Beispiel regelmäßige Bewegung, Medikamenteneinnahme) auch das Unterlassen von Risikoverhalten sein (zum Beispiel Alkohol-, Drogen-, Zigarettenkonsum). Zunächst soll beleuchtet werden, warum Menschen von einem positiven lebensverlängernden Gesundheitsverhalten abweichen, also beispielsweise die verordnete Medikation nicht einnehmen oder nicht mit dem Rauchen aufhören. Damit lassen sich Patienten besser verstehen.

Beispiel: Frau S. kommt in die Apotheke und wünscht eine Beratung, weil sie mit dem Rauchen aufhören möchte. Sie fragt den Apotheker nach Tipps, da es beim letzten Mal nicht geklappt hat. Der Apotheker nennt nun Tipps, zum Beispiel bestimmte Orte zu meiden, bei Rauchverlangen eine Ersatzhandlung wie Teetrinken auszuführen, Bonbons zu lutschen oder nicht mit Freunden auszugehen, die rauchen. Frau S. ist begeistert, als sie es damit geschafft hat, aufzuhören. Sie erzählt einem Arbeitskollegen davon und versucht ihn nun zu motivieren, auch mit dem Rauchen aufzuhören. Die Tricks klappen bei ihm trotz engagierter Überzeugungsversuche von Frau S. jedoch nicht, da er gar nicht mit dem Rauchen aufhören möchte.

Es gibt unterschiedliche Modelle und Theorien, die das individuelle Verhalten von Patienten erklären und damit vorhersagbarer machen können.
1. Motivationale Modelle (z. B. Furchtappelle, Theorie des geplanten Verhaltens und soziokognitive Theorie).
2. Volitionale Modelle (z. B. Rubikonmodell).
3. Stadienmodelle (z. B. transtheoretisches Modell).
4. Hybridmodelle (z. B. sozialkognitives Prozessmodell des Gesundheitsverhaltens).

10.1 Motivationale Modelle

Motivationale Modelle gehen von der Annahme aus, dass die Antizipation einer gesundheitlichen Beeinträchtigung (Risikowahrnehmung) den Ausgangspunkt für die Änderung des bisherigen Verhaltens bildet. Der erwartete Schweregrad der Beeinträchtigung und die angenommene Auftretenswahrscheinlichkeit der Beeinträchtigung bestimmen die Risikowahrnehmung. Ferner nehmen diese Theorien an, dass die Erwartung, die Beeinträchtigung anhand einer Verhaltensänderung mindern oder verhindern zu können (Handlungswirksamkeit), Menschen dazu motiviert, gesundheitsbezogene Intentionen zu bilden. In einigen Modellen wird darüber hinaus die wahrgenommene Selbstwirksamkeit als weiterer zentraler Faktor spezifiziert. Der wesentliche Unterschied zwischen verschiedenen motivationalen Modellen besteht in der Art und Weise, wie sie diese zur Vorhersage der Intentionsbildung verknüpfen. Problematisch an den motivationalen Modellen ist, dass sie lediglich die motivationale Phase, die in der Intention mündet, berücksichtigen. Das tatsächliche Verhalten des Patienten kann also ausbleiben: ich kann mir zum Beispiel fest vornehmen, heute Abend Sport zu treiben (Intention vorhanden), werde aber nach dem Abendessen keine Lust mehr dazu haben und es nicht tun.

10.1.1 Die Furchtappelltheorie

Dieses motivationale Modell geht davon aus, dass Patienten mit ihrem Risiko konfrontiert und somit wachgerüttelt werden müssen, damit sie ihr Verhalten verändern. Die in den 1950er-Jahren entwickelten Theorien fanden Eingang besonders in die gesundheitliche Aufklärung und werden auch heute noch angewandt, zum Beispiel auf den Zigarettenschachteln (»Rauchen kann zu...führen« mit entsprechenden abschreckenden Bildern). Patienten sollen sich also der Risiken bewusstwerden und damit eine Überzeugung ausbilden, die zu gesundheitsförderndem Handeln führt. Furchtappelle nutzen also die Emotion Furcht, um Individuen dazu zu bewegen, die Empfehlungen einer Botschaft zu akzeptieren (Perloff 1993). Im Idealfall ändern sie in der Folge ihre bislang anders geformten oder noch nicht vorhandenen Einstellungen entsprechend des Botschaftsinhalts, passen ihre Verhaltensintentionen an und ändern ihr Verhalten in die gewünschte Richtung. Dabei kann es sich um die Änderung eines bestehenden ungesunden Verhaltens handeln, um die Durchführung eines neuen Verhaltens (wie Impfung oder Screening) oder um die Aufrechterhaltung eines schon vorliegenden, gesundheitsförderlichen Verhaltens. Barth (2000) liefert eine Definition. Er versteht unter Furchtappellen »persuasive Botschaften (...), welche dem Empfänger mitteilen, dass relevante Werte (wie Leben, Gesundheit, Eigentum etc.) bedroht sind. Furchtappelle bestehen aus verbalem und nonverbalem Material, das beim Empfänger Furcht auslöst und hierdurch Einstellungsänderungen bewirken soll.«

Zwar konnte immer wieder nachgewiesen werden, dass Furchtappelle unter gewissen Voraussetzungen und in einer bestimmten Intensität durchaus einen Einfluss auf Einstellungs- und Verhaltensänderung haben. Allerdings wurden die Wirkungszusammenhänge häufig in Frage gestellt oder sogar widerlegt. Die Strategie wird daher immer seltener angewendet. In der Apotheke sollten keine Furchtappelle ausgesprochen werden, um die Adhärenz zu fördern.

10.1.2 Modell gesundheitlicher Überzeugungen (Health belief model)

Rosenstock entwickelte 1966 diesen Ansatz unter dem englischen Begriff »Health belief model«. Es war eines der ersten Modelle zur Erklärung von Gesundheits- und Risikoverhalten. Es erklärt das menschliche Handeln und die Wahrscheinlichkeit der Verhaltensänderung durch Aufstellung einer Kosten-Nutzen-Bilanz des Patienten. Eine Bedrohung setzt sich zusammen aus der wahrgenommenen *Verwundbarkeit* (»Ich habe ein erhöhtes Risiko für Herzinfarkt«) und dem *Schweregrad* (»So ein Herzinfarkt ist tödlich«). Beides zusammen erzeugt Furcht.

Daneben werden die *Kosten* (»rauchen aufzugeben, kostet mich viel Anstrengung und Überwindung«) gegen den *Nutzen* aufgerechnet (»wenn ich aufhöre zu rauchen, sinkt mein Herzinfarktrisiko«).

Harrison et al. konnten in einer Metaanalyse von 1992 zeigen, dass das Verhalten eher geändert wird, wenn die Verwundbarkeit höher ist, wohingegen der Schweregrad eine geringere Rolle zu spielen scheint. Je weniger Nachteile die Probanden sahen (»Kosten«), desto höher schätzten sie den Nutzen ein und desto eher zeigten sie ein gesundheitsförderliches Verhalten.

Becker wiederholte die Untersuchung 1984. Aus den beiden Metaanalysen kann gefolgert werden: die »Kosten« sind die besten Prädiktoren für Verhaltensänderungen. Verwundbarkeit beeinflusst das Verhalten stärker als der Schweregrad. Andere Faktoren spielen jedoch auch eine Rolle in der Verhaltensänderungen und werden in dem Modell (und auch in den Studien) nicht berücksichtigt, wie zum Beispiel Persönlichkeit des Patienten, sein Umfeld und seine Gesundheitsmotivation (»die Krankheit beunruhigt mich«), sowie Handlungsanreize (zum Beispiel der Rat einer nahestehenden Person, die die gleiche Erkrankung hat, oder Symptomwahrnehmung wie Schmerz, Husten, Dyspnoe). Durch diese theoretischen Schwächen gilt das Modell gesundheitlicher Überzeugung heute als überholt. Furchterzeugung sollte zur Adhärenzörderung nicht mehr eingesetzt werden.

10.1.3 Theorie der Schutzmotivation (»Protection Motivation Theory«)

Selbstwirksamkeitserwartung und Intention des Patienten berücksichtigt die von Rogers 1975 entwickelte »Theorie der Schutzmotivation« (»Protection Motivation Theory«). Rogers wollte mit dem Modell erklären, wie Patienten auf Furchtappelle reagieren und welchen Einfluss dies auf Gesundheitsverhalten nehmen kann. Furchtappelle können Bedrohungseinschätzungen (Verwundbarkeit und Schweregrad) beeinflussen und dadurch zu mehr Schutzmotivation führen, dies kann eine Verhaltensänderung einleiten. Eine erhöhte Handlungswirksamkeit (»Ich kann selbst Einfluss auf meine Gesundheit nehmen«) kann die Intention erhöhen und somit mehr gewünschtes Gesundheitsverhalten zur Folge haben.

Im Fokus steht also die Selbstwirksamkeit (»ich kann das schaffen und traue mir auch zu, mit dem Rauchen aufzuhören«) anstelle der Handlungskosten (»es kostet mich viel Überwindung und Durchhaltevermögen, mit dem Rauchen aufzuhören«).

Je selbstwirksamer sich ein Patient einschätzt, je mehr er also glaubt, dass sein Verhalten eine Wirkung hat, je mehr er sich als anfällig für eine Erkrankung einstuft und je schwerwiegender sie ihm vorkommt, desto eher wird er die Intention aufbauen, sein Verhalten zu ändern. Der Heilberufler kann in diesem Modell also an unterschiedlichen Stellen Einfluss auf das Gesundheitsverhalten nehmen: Loben, wenn Ziele erreicht wurden, Gefahren und Risiken aufzeigen und den Patienten Selbstvertrauen (»Sie schaffen das, und ich helfe Ihnen dabei«) geben.

Es kann daraus gefolgert werden: Furchtappelle motivieren den Patienten nur, wenn ihm gleichzeitig Bewältigungskompetenzen angeboten werden.

Ein wichtiger Teil der Bewältigungskompetenz – die Selbstwirksamkeit – fehlt zum Beispiel auf den Zigarettenschachteln. So kann der Satz »Rauchen kann zu einem langsamen und schmerzhaften Tod führen« zwar das Bedrohungserleben und der Satz »Wer das Rauchen aufgibt, verringert das Risiko tödlicher Lungen- und Herzerkrankungen« zudem auch eine Handlungsergebniserwartung und damit die Bewältigungskompetenz aufzeigen, die Selbstwirksamkeit wird jedoch nicht erhöht. Dies kann der Heilberufler durch Hebung von patientenindividuellen Ressourcen »nachholen«.

Beispiel
Ein Patient möchte erneut mit dem Rauchen aufhören. Er hat drei Jahre nicht geraucht, nun aber wieder angefangen. Also: »Was hat Ihnen vor drei Jahren geholfen, dass Sie mit dem Rauchen aufhören konnten?«. »Was genau haben Sie damals gemacht? Ich bin mir sicher, dass Sie es mit den gleichen Maßnahmen diesmal wieder schaffen«.

10.1.4 Soziokognitive Theorie

Die soziokognitive Theorie wurde von Bandura 2004 entwickelt und besagt, dass Menschen ihr Verhalten nur verändern, wenn sie sich konkrete Ziele gesetzt haben (Intention vorhanden ist). Dabei nehmen drei Faktoren Einfluss: Selbstwirksamkeitserwartung, Handlungsergebniserwartung und soziokulturelle, unterstützende und behindernde Faktoren, sowie soziale Unterstützung. Auch in diesem Modell nimmt die Selbstwirksamkeitserwartung eine zentrale Rolle ein. Bandura geht davon aus, dass Menschen nur Einfluss auf ihr Gesundheitsverhalten nehmen, wenn ihnen bewusst ist, dass ihr Lebensstil/Adhärenz überhaupt einen Einfluss auf die Gesundheit hat. Die Selbstwirksamkeitserwartung (»ich kann mit dem Rauchen aufhören, auch wenn ich mich dafür überwinden muss«) ist dabei wichtig. Daneben ist die Ergebniserwartung – ob positiv oder negativ – bedeutsam für die Entwicklung einer Intention. Sie kann in physische, soziale und selbstevaluative Komponenten unterteilt werden.

Physische Komponente: »Wenn ich mit dem Rauchen aufhöre, fühle ich mich wohler und bekomme besser Luft.«

Soziale Komponente: »Wenn ich mit dem Rauchen aufhöre, wird mich mein Partner mehr lieben und wir werden uns seltener streiten.«

Selbstevaluative Komponente: »Wenn ich aufhöre, zu rauchen, dann bin ich stolz auf mich.«

Alle Faktoren gemeinsam können dazu führen, dass sich ein Mensch Ziele setzt. Dabei kann es sich um kurzfristige Ziele (»Ich will heute nicht/weniger rauchen.«) und langfristige Ziele (»Ich will ganz mit dem Rauchen aufhören.«) handeln.

Aus einer Studie zur Erhöhung der körperlichen Aktivität an 283 Patienten von Rovniak wird beispielhaft erläutert, wie das Modell verstanden werden kann.

Selbstwirksamkeitserwartung: »Ich kann körperlich aktiv sein, auch wenn ich Zeitprobleme habe.«

Ergebniserwartung: »Wenn ich regelmäßig Sport treibe, dann bin ich fitter.«

Soziale Unterstützung: »Freunde haben mir in den letzten Monaten geholfen, körperlich aktiver zu sein.«

Ziele: »Ich setze mir konkrete Ziele in Bezug auf meine körperliche Bewegung.«

Erfolgserfahrungen stärken die Selbstwirksamkeitserwartung am meisten. Beobachtungslernen und verbale Verstärkung (Zuspruch, Lob, Überredung) können auch Einfluss nehmen. Die verbale Verstärkung kann im direkten Austausch zwischen zwei Menschen erfolgen, wird aber auch bewusst in Aufklärungsbroschüren genutzt.

Die motivationalen Modelle, die sich mit der Intentionsbildung und Zielsetzung beschäftigen, weisen eine entscheidende Lücke auf: die eigentliche Umsetzung. Wie schaffen es Menschen, die gebildeten Absichten auch in Verhalten umzusetzen? Im folgenden Abschnitt sollen daher nun Modelle vorgestellt werden, die die Prozesse nach der Zielsetzung bzw. Intentionsbildung genauer betrachten.

10.2 Volitionale Modelle des Gesundheitsverhaltens

Theorien, die Konstrukte berücksichtigen, die zwischen Intention und Verhalten wirken oder den Prozess der Umsetzung von Zielen in Verhalten realisieren, werden volitionale Modelle genannt.

Die Umsetzung einer Intention hängt davon ab, wie sehr ein Mensch daran glaubt,
- ein Gesundheitsrisiko abwenden zu können,
- ein Gesundheitsrisiko zu haben,
- sein Verhalten selbst verändern zu können.

Obwohl viele Menschen sich das Ziel setzen, mehr Sport zu treiben oder gesünder zu essen, gelingt dennoch nur wenigen die Umsetzung. Denn Menschen verhalten sich oft, wie sie es schon lange tun – entsprechend ihren lieb gewonnen Gewohnheiten. Eine Intention (zum Beispiel mehr Sport zu treiben) stellt nicht sicher, dass das Ziel auch umgesetzt wird. Welche Faktoren führen nun dazu, dass Menschen an ihren gesetzten Zielen festhalten und sie erfolgreich umsetzen?

Beispiel:
Drei Freundinnen treffen sich mittags im Café und überlegen gemeinsam, was sie abends unternehmen könnten. A sagt, sie wolle abends Schwimmen gehen und habe auch die Schwimmtasche schon dabei. B meint, sie wolle abends zum Unisport. C will ebenfalls Sport treiben, weiß aber noch nicht, was sie genau machen will. Eine Woche später treffen sich die Freundinnen wieder. B erzählt, dass sie nur kurz nach Hause habe gehen wollen, um ihre Sportkleidung zu holen. Dort angekommen, habe sie kurz den Fernseher angemacht und habe es dann nicht mehr von der Couch weggeschafft. C berichtet, dass sie es sich anders überlegt habe und ins Kino gegangen sei. Nur A berichtet, dass sie zum Schwimmen gegangen sei. Sie habe sich hinterher ganz erfrischt gefühlt und sei zufrieden nach Hause gegangen, wo sie sich auf dem Sofa ausgeruht habe.
  Alle drei wollten also Sport treiben, aber nur eine hat es tatsächlich geschafft.

10.2.1 Sozialkognitives Prozessmodell des Gesundheitsverhaltens (Health Action Process Approach)

Der *Health Action Process Approach* wurde von Schwarzer 1992 entwickelt. Bei dem Beispiel der drei Freundinnen sind alle in der »postdezisionalen« Phase. Nur A schaffte es, in die aktionale Phase zu wechseln. B verharrt im postdezisionalen Stadium und C wechselt in das prädezisionale Stadium zurück. Wie kommt es also zur Umsetzung in die aktionale Phase? Schlüssel dazu scheinen Handlungspläne zu sein. Sie spezifizieren wo, wann und wie das Verhalten ausgeübt werden soll und haben oft die Struktur von »Wenn-dann-Formulierungen« (»wenn ich die Prüfung geschafft habe, dann beginne ich wieder mit Sport«). Durch solche »Bedingungen« wird ein Automatismus in Gang gesetzt: das Individuum überträgt die Kontrolle auf die Umwelt. Sobald der »Wenn-Teil« erfüllt ist, wird die Reaktion (der »Dann-Teil«) ausgeführt. Für die Praxis bedeutet dies, man sollte versuchen, mit Patienten solche Pläne zu entwickeln und diese mit »Wenn-dann«-Formulierungen zu versehen. »Wenn der Blutdruck einmalig über 150 mmHg liegt, dann werde ich regelmäßig Blutdrucktabletten einnehmen«. Je konkreter die Pläne sind, desto einfacher können sie umgesetzt werden. Menschen, denen man hilft, Pläne zu machen, erreichen ihre Ziele eher als diejenigen, die nicht dazu veranlasst wurden. Dabei ist interessant, dass Pläne auch dazu führen, dass sich Menschen wohler fühlen, wie Koestner et al. zeigen konnten (2002).

Tabelle 5: Handlungsphasen

Handlungsphase	Inhalte
Prädezisional (motivational)	Verschiedene Ziele (Kino, Sport treiben) konkurrieren gegeneinander und werden abgewogen, um Prioritäten aufgrund von Attraktivität und Realisierbarkeit zu setzen.
Postdezisional (volitional)	Die Entscheidung für das eine Ziel wurde getroffen. Diese wird nun genauer geplant (was, wann wo, wie etc.).
Aktional (volitional)	Die Handlung wird initiiert. Es wird genau auf das Handlungsziel fokussiert (30 Minuten Joggen).
Postaktional	Die Handlung wird nach Beendigung bewertet (wie zufrieden bin ich mit mir nach dem Joggen).

Im Gesundheitskontext kann es besonders helfen, gemeinsam mit dem Patienten Pläne für Situationen zu entwickeln, die Probleme bereiten. Es geht darum, auch in diesen schwierigen Situationen an den Plänen festzuhalten, wie zum Beispiel Tabletteneinnahme bei Schichtarbeit oder auf Reisen, wann mache ich Sport, wenn mir am eigentlichen Termin etwas dazwischenkommt. Man spricht von Bewältigungsplänen. Allerdings gilt auch: wenn ein fremdgesetztes Ziel (etwa vom Arzt: »Sie müssen mehr Sport treiben, am besten montags, mittwochs, freitags.«) geplant wird, das man selbst gar nicht erreichen möchte, wird der Plan keinen Effekt haben. Von der Planung profitieren also nur Menschen, die sich bereits in der postdezisionalen Phase befinden. Menschen in der prädezisionalen Phase benötigen andere Strategien: sie müssen zunächst eine Intention bilden und somit in die postdezisionale Phase gelangen.

Die volitionalen Modelle schließen somit die Lücke zwischen Intention/Ziel und Handlung.

10.3 Stufenmodelle

Von Stufenmodellen spricht man bei Konzepten, die annehmen, dass sich Menschen in unterschiedlichen Stadien oder Stufen der Verhaltensänderung befinden. Menschen in verschiedenen Stadien unterscheiden sich stark voneinander und zwar hinsichtlich der Gefühle, Gedanken und im Verhalten.

Die vorherigen Modelle gehen davon aus, dass Menschen linear und kontinuierlich einen Prozess der Verhaltensänderung durchlaufen. Der Veränderungsprozess besteht darin, dass Menschen das Zielverhalten oder die Wahrscheinlichkeit dafür erhöhen. Je stärker die Bedrohung ist und je besser ein Mensch Bewältigungsstrategien besitzt, desto höher ist die Intention das Verhalten zu ändern. Stufenmodelle gehen davon aus, dass Menschen die Entwicklung in Stufen vollziehen. Menschen reagieren dabei nur auf »passende Reize«. Wenn passende Reize auftreten, wechselt der Mensch auf die nächste Stufe. Der Prozess der Verhaltensänderung ist in Stufenmodellen dynamisch, das heißt die Patienten können voranschreiten, zurückfallen und auf einer Stufe verbleiben. Um Patienten Stadien zuzuteilen werden unterschiedliche Kriterien herangezogen:

- behaviorale Kriterien (wird das Zielverhalten vollständig ausgeübt?)
- kognitive Kriterien (ist eine Entscheidung zur Verhaltensänderung getroffen worden?)
- zeitliche Kriterien (seit wann führt der Patient das Verhalten aus?)
- Habituierungskriterien (ist es noch schwierig, das Verhalten auszuüben, besteht eine Rückfallgefahr?)

10.3.1 Das Transtheoretische Modell («Transtheoretical model of health behavior change»)

Das Transtheoretische Modell (TTM) ist ein Konzept zur Beschreibung, Erklärung, Vorhersage und Beeinflussung von **intentionalen** Verhaltensänderungen. Das von James O. Prochaska von der University of Rhode Island und seinen Kollegen entwickelte Modell basiert auf der Annahme, dass Änderungsprozesse mehrere qualitativ unterschiedliche und sukzessive aufeinander aufbauende Stufen durchlaufen. Auf jeder Stufe haben Menschen charakteristische Gedanken und Gefühle, sogenannte »Mindsets«. Das Modell wurde auf unterschiedliche gesundheitsrelevante Verhaltensweisen, zum Beispiel Tabakrauchen, Alkoholkonsum, Ernährung, körperliche Bewegung/Sporttreiben adaptiert. Es umfasst fünf Stadien:

1.) Vor-Erwägungsphase (Präkontemplationsphase):
Der Patient denkt noch nicht über eine Verhaltensänderung nach. Er verleugnet Gesundheitsprobleme und fühlt sich »immun«, glaubt nicht, dass er eine Behandlung/Verhaltensänderung, die Arzt oder Apotheker empfehlen, braucht. Er glaubt, dass die Folgen des »weiter wie bisher« nicht schlimm sind. Er hat vielleicht schon versucht, etwas zu verändern, ist aber gescheitert und hat daher aufgegeben. In dieser Phase können besonders Aufklärungskampagnen oder informierende Zeitungsartikel den Anstoß geben, sich bewusst zu werden, dass es überhaupt ein Zielverhalten gibt, das gesundheitlich wichtig ist.

2.) Erwägungsphase (Kontemplationsphase)
Der Patient ist ambivalent bezüglich der Intervention. Er hat Angst vor dem Verlust geliebter Angewohnheiten (insbesondere bei Diät, Rauchkarenz, Alkoholkarenz). Er wägt Vorteile gegen Nachteile der Verhaltensänderung ab. Weitere Informationen (Erkrankungsverläufe, Wahrscheinlichkeiten, Erfahrungsberichte) können ihn dabei unterstützen, die nächste Stufe zu erreichen.

3.) Vorbereitungsphase (Präparation)
Der Patient bereitet sich auf die Veränderung vor und experimentiert durch kleine Veränderungen. Die Überzeugung zur Veränderung wächst. Wichtig ist es in dieser Phase für Apothe-

ker, dem Patienten konkrete Umsetzungsmöglichkeiten aufzuzeigen und Pläne zu entwickeln (auch Bewältigungspläne).

4.) Aktionsphase (Action)
Der Patient setzt die Verhaltensänderung seit kurzer Zeit um. Hier ist es wichtig, für Schwierig-keiten bei der Umsetzung Bewältigungspläne parat zu haben und diese dann auch anzuwen-den. Apotheker können beim Aufstellen von Bewältigungsplänen helfen und durch Lob moti-vieren, so dass der Patient weiter durchhält.

5.) Erhaltungs- und Rückfallpräventionsphase (Maintenance-Phase)
Der Patient führt das Verhalten seit einiger Zeit aus. Die Verhaltensänderung muss über ei-nen längeren Zeitraum beibehalten werden. Es können Rückfälle in altes Verhalten auftreten. Ein Rückfall in eine vorherige Phase, bevor der Patient wieder in die Aktionsphase kommt, ist möglich. Jeder Rückfall wirkt demoralisierend, ist aber ein normaler Prozess bei jeder Ver-haltensänderung. Apotheker können den Patienten vor allem wieder motivieren, es erneut zu versuchen.

6.) Stabilisierungsphase
Der Patient führt das Verhalten »automatisiert« durch (nahezu unbewusst). Das Risiko für ei-nen Abbruch ist nahezu null.

Der Apotheker kann Patienten in jeder Phase unterstützen, so dass er das Verhalten auch tat-sächlich ändert. Die Einstellung des Patienten hat in jeder Phase Einfluss und ist somit nicht stadienspezifisch.

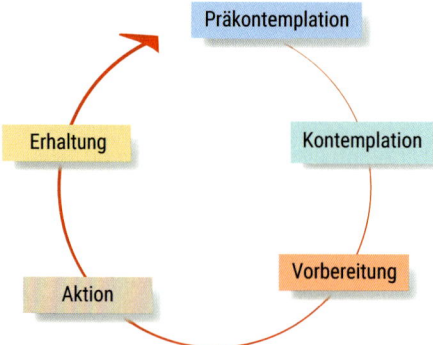

Abb. 28: Phasen im Transtheoretischen Modell

Die Stufenmodelle haben insbesondere in den letzten 20 Jahren an Popularität gewonnen. Das Stadium kann einfach festgestellt werden und wichtige Faktoren können bearbeitet wer-den, die auf die nächste Stufe führen. Dadurch entfallen alle Unterstützungsangebote, die für dieses Stadium (noch) nicht wichtig sind und es ist möglich, alle Zeit und Energie auf die pas-senden Strategien zu verwenden. Dies spart Zeit, ist aber auch deshalb so populär, weil es für den Patienten hilfreich ist, wenn er auf der Stufe, auf der er gerade steht, die für ihn passende Strategie an die Hand bekommt. So kann er leichter auf die nächste Stufe gelangen.

	Intervention I	Intervention II
Personen im **Stadium 1** sollen in das Stadium 2 überwechseln	☺ passend/wirksam	☹ unpassend/unwirksam
Personen im **Stadium 2** sollen in das Stadium 3 überwechseln	☹ unpassend/unwirksam	☺ passend/wirksam

Abb. 29: Passende und unpassende Interventionen

Eine Intervention, die einen Patienten von Stufe 1 auf Stufe 2 führt, ist ungeeignet für einen Patienten, der sich bereits in Stufe 2 befindet. Das transtheoretische Modell liefert Strategien für jedes Stadium und bedient sich dabei unterschiedlicher Theorien (daher transtheoretisches Modell). Es konnte gezeigt werden, dass passende Maßnahmen erfolgreicher waren als unpassende Standardinterventionen. Ebenso konnte gezeigt werden, dass dies vor allem ressourcensparend ist, was im heutigen Gesundheitssystem von enormem Vorteil ist.

Tabelle 6: Strategien und ihre theoretische Wirksamkeit in einzelnen Stadien

Strategien (»processes of change«)	PC	C	P	A	M
a. Kognitiv-affektive Strategien					
Steigern des Problembewusstseins	OXx	OXx			
Wahrnehmen förderlicher Umweltbedingungen	X	X	0	0	
Emotionales Erleben	0x	OXx	X		
Selbstneubewertung		OXx	OXx		
Neubewertung der persönlichen Umwelt	X	Xx	X		
b. Verhaltensorientierte Strategien	X				
Selbstverpflichtung			OXx	OXx	
Nutzen hilfreicher Beziehungen			X	OXx	0x
(Selbst-)verstärkung				OXx	OXx
Gegenkonditionierung				OXx	OXx
Kontrolle der Umwelt				OXx	OXx

PC: Präkontemplation; C: Kontemplation; P: Präparation; A: Aktion; M: Aufrechterhaltung. Die genannten Strategien sollen dabei helfen, ins nächste Stadium zu wechseln, nicht jedoch in andere. Hier gibt es verschiedene Interpretationen, je nach Autoren O: Prochaska et al. 1992; X Keller et al. 1999; x: Biddle und Mutrie 2001.

10.4 Hybridmodelle

Keines der bisher vorgestellten Modelle integriert alle fünf soziokognitiven Faktoren von Selbstwirksamkeitserwartung, Ergebniserwartung, Risikowahrnehmung, Zielen und Plänen. Diese Erkenntnisse aus anderen Modellen werden in den neu entwickelten Hybridmodellen erstmalig zusammengeführt.

10.4.1 Das sozialkognitive Prozessmodell des Gesundheitsverhaltens

Das erste Verfahren, das alle Faktoren berücksichtigt und gleichzeitig stadientheoretische Annahmen integriert, nennt man sozialkognitives Prozessmodell. Es erfasst motivationale Komponenten und volitionale Modellanteile. Das Modell nimmt an, dass Menschen zunächst eine konflikthafte Entscheidungsphase und dann auch eine Motivierungsphase durchlaufen. Dies gipfelt in einer Zielsetzung, die es dann gilt, in den Alltag zu integrieren, Pläne zu entwickeln und Schwierigkeiten bei der Umsetzung zu bewältigen. In der ersten Phase (prädezisionale Phase, nichtintentionales Stadium) werden Menschen von Kognitionen vor allem von Risikowahrnehmung, Ergebniserwartungen und Selbstwirksamkeitserwartungen geleitet. Wenn Menschen sich ein konkretes Ziel setzen, steigen sie in die volitionale Phase ein, in der es zunächst um die Entwicklung eines Plans (postdezisional präaktives, intentionales Stadium) sowie Handlungsinitiative und -aufrechterhaltung (aktives/aktionales Stadium) geht. In der volitionalen Phase sind vor allem personale und soziale Ressourcen bedeutsam: Wer optimistisch an die eigene Kraft zum Durchhalten glaubt, eine hohe Selbstwirksamkeitserwartung hat und bei Bedarf sein soziales Netz geschickt zu mobilisieren weiß (um soziale Unterstützung und Hilfe zu erhalten), kann leichter Widerstände überwinden und seine Vorhaben und Ziele dauerhaft in die Tat umsetzen.

Wie beim transtheoretischen Modell wird postuliert, dass eine bestimmte Stufe erst dann erreicht wird, wenn die vorhergehende Stufe durchlaufen wurde. Bei Menschen in den unterschiedlichen Stadien sind jeweils verschiedene sozialkognitive Faktoren charakteristisch. Außerdem sind unterschiedliche Faktoren für das Aufsteigen in das jeweils nächste Stadium verantwortlich. Bis eine Person sich ein Ziel gesetzt hat, gilt sie als »Non-Intender« (zum Beispiel »Ich habe nicht die Absicht, täglich 20 Minuten lang zu laufen«). Die Risikowahrnehmung einer Person ist als die subjektive Einschätzung des Schweregrads von Erkrankungen sowie der eigenen Verwundbarkeit definiert (zum Beispiel »Mein Risiko, einen Herzinfarkt zu bekommen, ist hoch.«). Wird eine Bedrohung wahrgenommen, kommt es zum Abwägen von Handlungsergebniserwartungen bzgl. des Gesundheitsverhaltens (»Wenn ich täglich laufe, halte ich mein Herz-Kreislaufsystem fit, aber ich habe weniger Zeit für andere Dinge.«). Selbstwirksamkeitserwartung ist darüber hinaus für die Zielsetzung erforderlich (zum Beispiel »Ich bin mir sicher, dass ich mich täglich zum Laufen überwinden kann, auch wenn das Wetter schlecht ist«). Mit der Zielsetzung (»Ich habe die Absicht, täglich 20 Minuten zu laufen.«) endet die Motivationsphase, und die Personen wechseln vom »Non-Intender« zum »Intender«, also in die volitionale Phase über. In der intentionalen Phase erfolgt zunächst die genaue Planung (»Ich will täglich nach der Arbeit gegen 17 Uhr mit meinem Hund eine Runde durch den Stadtpark laufen«). Selbstwirksamkeit ist dabei auch in dieser Phase wichtig. Mit der Initiierung der Handlung beginnt die aktionale Phase, das heißt, ein »Intender« wird zum Aktiven (»actor«). Während dieser Phase findet dann eine ständige Handlungsausführungskontrolle statt, bei der es darum geht, sowohl die Handlung als auch die Intention gegenüber Distraktoren – Versuchungen des Alltags – abzuschirmen. Metakognitive Abschirm- und Durchhaltetendenzen können dafür sorgen, dass man nicht vom Ziel abkommt, die Handlung nicht unterbricht oder seine Aufmerksamkeit nicht ständig anderen Dingen zuwendet. Barrieren müssen überwunden werden und personale sowie soziale Ressourcen sind so zu nutzen, dass das Verhalten dauerhaft und zielgerichtet ausgeübt werden kann. Die Selbstwirksamkeitserwartung bleibt auch jetzt noch von großer Bedeutung. Nach der Handlungsausführung, also in der postaktionalen Phase kann eine Handlungsbewertung stattfinden (»Heute habe ich schon nach 10 Minuten abgebrochen, weil ich keine Lust mehr hatte.«). Postaktionale Zielentbindung (Disengagement, Abbrechen eines Gesundheitsverhaltens ohne Absicht, es wieder aufzunehmen) ist nicht wünschenswert. Aktive benötigen daher ein Rückfallpräventionsprogramm.

10.5 Vergleich und Integration von verschiedenen Theorien und Modellen

Weshalb sollte man nun verschiedene Modelle kennen und nicht einfach nur das zuletzt beschriebene Hybridmodell berücksichtigen? Zwei zentrale Gründe lassen sich schnell zusammenfassen: Es ist wichtig,

1. die Entwicklung der verschiedenen Theorien und Modelle über die Zeit zu kennen (um zum Beispiel die Furchtappellforschung und die derzeitige Praxis besser einschätzen zu können);
2. die Grenzen und Probleme von Theorien und Modellen zu kennen, um Studien und Programme beurteilen zu können (zum Beispiel um bei Zigarettenpackungsetiketten bewerten zu können, dass nur die Bedrohungseinschätzung angesprochen wird).

Auch in Zukunft wird es darum gehen, festzustellen, welche Theorie die am besten geeignete und angemessene für die Gesundheitsförderung ist.

11 Programme und Therapien zu Förderung der Adhärenz

11.1 Motivational Interviewing (Motivierende Gesprächsführung)

Motivational Interviewing (MI) ist ein sowohl patientenzentrierter als auch direktiver (zielgerichteter) Ansatz in der Gesprächsführung zur Erhöhung der Eigenmotivation von Menschen, die ein problematisches Verhalten wie zum Beispiel Suchtmittelabusus, Non-Adhärenz, problematisches Essverhalten oder zu geringe körperliche Aktivität verändern wollen. Übersetzt werden kann der Begriff durch »motivierende Gesprächsführung«, geläufiger ist jedoch der englische Begriff. Die Technik eignet sich vor allem bei intentionaler Non-Adhärenz.

Dieser Ansatz ist von William R. Miller (USA) und Steven Rollnick (Wales) entwickelt worden und mittlerweile international vor allem in der Suchtbehandlung weit verbreitet. MI geht davon aus, dass Menschen in der Regel nicht unmotiviert, sondern ambivalent sind (»Soll ich etwas verändern oder nicht?«). Dies zeigt schon deutlich, dass die Haltung beim Motivational Interviewing (MI) Patienten gegenüber stets wohlwollend ist: Der Patient will sich verändern, es gelingt ihm aber nicht, und er benötigt daher dabei die Hilfe eines Apothekers oder Arztes. Frühere Ansätze vor allem in der Suchttherapie zielten darauf ab, durch Argumente gegen den Drogen-/Alkoholkonsum/Non-Adhärenz auf den Patienten einzuwirken.

Dementsprechend vollzieht sich die Motivationsarbeit entlang der Exploration und Reduzierung von Ambivalenzen des Patienten. Neben einem spezifischen »Geist« (Grundannahmen) sind es vier Prinzipien (Empathie, Entwicklung von Diskrepanzen, geschmeidiger Umgang mit Widerstand, Förderung von Veränderungszuversicht) und sieben Methoden (bzw. Gruppen von Methoden, wie offene Fragen stellen, aktiv zuhören, Patientenäußerungen würdigen und zusammenfassen), welche MI charakterisieren.

»Geist« des MI

MI ist ganz wesentlich durch einen der humanistischen Psychologie nahe stehenden »Geist« bzw. eine innere Haltung (Menschenbildannahmen, Ethik), mit der man Menschen gegenübertritt, geprägt: Respekt und Achtung für den Patienten, sowie das Bestreben, die Autonomie des Patienten zu wahren, sind hier fundamental. MI ist somit keinesfalls auf die technisch geschickte Abwicklung eines Gesprächs zu reduzieren.

Autonomie des Patienten

Beim Einsatz von MI ist eine Haltung eigener Bescheidenheit gefragt. Das eigene Expertentum (zum Beispiel hinsichtlich des Fachwissens über Sucht, Erkrankungen, Medikamente) endet bei ethischen Fragen (»Soll-Fragen«): Im Hinblick auf die Fragen, ob der Patient sich letztlich verändern soll, welche Ziele angestrebt werden sollen und welcher Weg zur Veränderung eingeschlagen werden soll, wird das Selbstbestimmungsrecht (Autonomie) des Patienten stets respektiert – der Patient hat ein Recht auf Krankheit und entscheidet selbst, welchen Weg er einschlagen will.

Widerstand als interaktionelles Phänomen

Widerstand gegen das Eingeständnis eigener Suchtprobleme oder Probleme bei der Einnahme von Medikamenten beziehungsweise die Bereitschaft der Veränderung wird im MI nicht als Ausdruck eines Persönlichkeitsmerkmals des Patienten, sondern als Folge von Übergriffigkeiten bzw. Autonomieverletzungen durch den Heilberufler angesehen: Wenn er Patienten eigene Sichtweisen aufzudrängen versucht und sie nicht »dort abholt, wo sie stehen«, stabilisieren sich hartnäckiges Leugnen oder Herunterspielen von Suchtproblemen oder Non-Adhärenz. Widerstand ist somit Ausdruck einer Dissonanz in der Beziehung. Offenheit für die Sichtweisen, Ziele und Handlungspräferenzen der Patienten minimieren dagegen Widerstand. Und sind somit hilfreich, den eigenen »Rechthaber-Reflex« zu bändigen.

Partnerschaftliche Beziehung

Im MI wird eine gleichberechtigte, von einer positiven interpersonellen Atmosphäre geprägte Beziehung zwischen Heilberufler und Patient angestrebt, die den Patienten dazu einlädt, Vor- und Nachteile seines problematischen Verhaltens wie Non-Adhärenz oder Suchtmittelkonsum zu erkunden und eine Veränderung zu wagen. Der Heilberufler versteht sich in diesem Dialog weniger als Experte (oder gar Richter), sondern vielmehr als »Hebamme«, um intrinsische Veränderungsmotivation freizusetzen, zum Beispiel indem er Vorteile der Adhärenz benennt und so dem Patienten bewusst macht.

Ambivalenzmodell

Dem MI liegt die Vorstellung zugrunde, dass ein Mensch sich verändern will, der Veränderung aber ambivalent gegenübersteht. Es gibt aus Sicht des Patienten Vor- aber auch Nachteile der Veränderung (Wippe Modell).

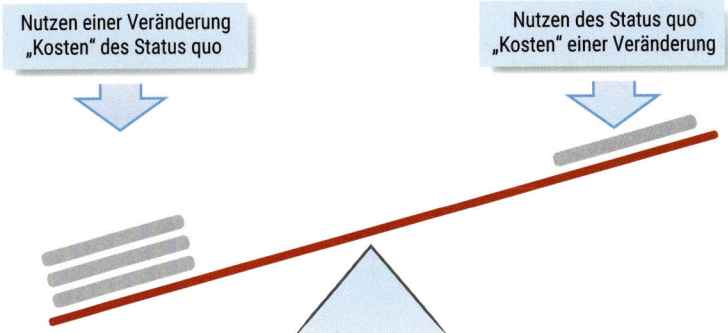

Abb. 30: Wippe-Modell. Abwägen zwischen Nutzen und Kosten einer Veränderung bzw. Nichtveränderung. Die linke Seite (»pro Veränderung«) soll durch MI mehr Gewicht gegeben werden.

Veränderung macht immer Angst. Vielleicht müssen auch Nebenwirkungen von Medikamenten in Kauf genommen werden, die sehr unangenehm empfunden werden. Oder bei Suchtmittelkonsum droht der Verlust des Freundeskreises, wenn man nicht mehr konsumieren möchte und »aussteigt«. Es herrscht also eine innere Ambivalenz, keine Willensschwäche, Unein-sichtigkeit oder eine biologische Erkrankung.

Veränderungspotential des Patienten

Mit der Annahme der Ambivalenz geht einher, dass jeder Mensch ein Veränderungspotential besitzt und die Gründe für eine Veränderung in sich trägt (»intrinsische Motivation«).

Achtung vor dem Patienten

Achtung ist angebracht, da der Patient sich – gefangen in seiner Ambivalenz – nicht anders verhalten kann. Aus ethischer Perspektive wird die Anwendung von MI problematisch, wenn der Heilberufler den Patienten zu ganz bestimmten Entscheidungen »bringen« möchte (zum Beispiel sich für eine Therapie in der zur Beratungsstelle gehörigen Fachklinik zu entschei-den, ein Medikament in der Apotheke zu kaufen, wo er sich gerade beraten lässt), weil sein Ar-beitsplatz oder Einkommen von dieser Patientenentscheidung abhängt. Der Einsatz von MI wird noch unethischer, wenn das Ergebnis der Entscheidung gegen die Interessen des Pati-enten verstößt und der Heilberufler die Macht besitzt, seine eigenen Interessen durchzuset-zen (etwa, weil er ein für den Patienten bedeutsames ärztliches Gutachten anzufertigen hat).

Apotheker und Ärzte sollten vor einer Umsetzung des MI-Ansatzes in einen Prozess der Selbstklärung treten und sich eigener Werte, Überzeugungen und Absichten bewusst werden. Wie kann ich Patienten von der Einnahme eines Präparates überzeugen, wenn ich ihr selbst sehr ablehnend gegenüberstehe? Wie kann ich Patienten sagen, dass sie mit dem Rauchen aufhören müssen, wenn ich es selber nicht schaffe?

Die 4 Prinzipien des MI

Die vier Prinzipien des MI stellen das Vermittlungsstück zwischen dem Geist und den zum Einsatz kommenden Methoden dar. Diese Prinzipien markieren Leitlinien für den Dialog mit dem Patienten. Sie lauten:

Prinzip 1: Höre dem Patienten respektvoll zu und versuche, sein Verhalten aus seiner Pers-pektive zu verstehen und versetze Dich in den Patienten, um seinen Standpunkt verstehen zu können (Empathie);

Prinzip 2: Entwickle Diskrepanzen zwischen dem jetzigen Verhalten des Patienten und seinen persönlichen Werten bzw. Zielen;

Prinzip 3: Vermeide alles, was beim Patienten Widerstand hervorrufen könnte und baue Wi-derstand ab, wenn er auftauchen sollte;

Prinzip 4: Stärke die Zuversicht des Patienten, sein Verhalten ändern zu können.

Zu Prinzip 1: Empathie
Die von Carl Rogers als zentrales Merkmal hilfreicher Gespräche herausgearbeitete Bereit-schaft und Fähigkeit zur Empathie stellt für das MI eine zentrale Grundlage dar. Gemeint ist

damit das Bestreben, dem Patienten respektvoll zuzuhören, um sein Erleben und Verhalten aus seiner Innensicht zu verstehen und ihn so zu akzeptieren, wie er ist. »Verstehen« und »akzeptieren« müssen dabei keineswegs »zustimmen« bedeuten (siehe auch »Validierungsstrategien« Kapitel 8). Man kann den Patienten in seinem So-Sein annehmen, aber durchaus anderer Meinung sein oder andere Werte haben als er. Diese Haltung findet sich auch in der dialektisch-behavioralen Therapie wieder und stellt Prinzip 1 im MI dar.

MI macht sich mit dieser Grundhaltung der Empathie die Erfahrung zunutze, dass Menschen das Risiko der Veränderung leichter eingehen, wenn man sie annimmt, wie sie sind (Theorie der paradoxen Veränderung).

Zu Prinzip 2: Entwickle Diskrepanzen
Im Prozess des MI soll der Person ihre eigene Zwiespältigkeit dem Suchtmittelgebrauch/der Non-Adhärenz/der Ernährungsumstellung gegenüber erlebbar gemacht werden. Das heißt, dass sie stärker damit in Kontakt gebracht werden soll, wie ihr Verhalten mit wichtigen persönlichen Zielen und Werten (zum Beispiel Erhalt des Arbeitsplatzes oder Fürsorge für die Familie) in Konflikt steht. Mit anderen Worten: Die Wichtigkeit einer Veränderung soll an innerer Kraft gewinnen. Dies gelingt am besten, wenn der Patient selbst die Gründe vorbringt, die für eine Veränderung sprechen, oder – im Jargon des MI: wenn veränderungsorientierte Formulierungen (»change talk«) aus dem Mund des Patienten kommen.

»Change talk« kann in vier Varianten auftreten:

- Der Patient spricht über die Nachteile seines derzeitigen Verhaltens: »Es bekümmert mich, dass mein Kind von meinem Drogenkonsum etwas mitbekommt.« »Es macht mich traurig, dass ich immer wieder wegen einer Exazerbation ins Krankenhaus muss und von meiner Familie getrennt sein muss.«
- Der Patient spricht über die Vorteile einer Verhaltensänderung: »Meine Kinder würden mich wieder besuchen kommen.« »Ich könnte wieder meinem Hobby nachgehen.« »Ich könnte wieder mehr Sport machen und dadurch abnehmen«. »Ich würde mich wieder attraktiver fühlen.« »Ich hätte weniger Schmerzen und könnte wieder mit meinem Hund Gassi gehen.«
- Der Patient drückt Optimismus hinsichtlich einer Veränderungsmöglichkeit aus: »Ich glaube, ich kann es ohne Drogen schaffen«. »Ich glaube, ich kann die Krankheit in Schach halten, wenn ich die Tabletten regelmäßig einnehme«.
- Der Patient formuliert eine Änderungsabsicht: »Es ist an der Zeit, etwas zu tun!«. »Es kann so nicht weitergehen!«

Zu Prinzip 3: »Gehe mit dem Widerstand, anstatt dich gegen ihn zu stellen.«
Miller und Rollnick unterscheiden vier Kategorien von Widerstandsverhalten bei Patienten:

- »Arguing«: Der Patient stellt die Kompetenz des Heilberuflers in Abrede (z. B. »Was wissen Sie denn über Asthma? Haben Sie das etwa auch?« Oder »Was wissen Sie denn schon über Alkoholiker? Haben Sie selbst einmal getrunken?«).
- »Interrupting«: Der Patient schneidet dem Heilberufler das Wort ab.

- »Negating«: Der Patient leugnet (»Ich habe kein Problem mit der Einnahme der Medikamente.« oder »Ich habe mit dem Alkohol kein Problem.«) oder bagatellisiert eigene Probleme, lehnt Vorschläge oder Hilfsangebote destruktiv ab und/oder zeigt eine durchgängig negativistische Haltung.
- »Ignoring«: Der Patient »klinkt« sich aus dem Dialog aus, indem er unaufmerksam ist, nicht antwortet oder dem Gespräch eine neue Richtung verleiht (z. B. »Wir haben jetzt genug über Psychose und Medikamente gesprochen. Was gibt es noch?«). Eventuell wechselt der Patient auch einfach das Thema.

Widerstand wird immer begünstigt, wenn man einen Menschen gegen seinen Willen zu etwas bewegen möchte (zum Beispiel zum Eingestehen eigener Suchtprobleme, zu einem abstinenten Leben, zu einer stationären Therapie, Einnahme von Medikamenten usw.) und es dann letztlich um Gewinnen oder Verlieren geht (»Wer hat Recht?«). Aus MI- Sicht gilt deshalb: Widerstand ist kein Problem seitens des Patienten, sondern des Heilberuflers. Ein MI-geschulter Heilberufler nimmt Anzeichen von Patientenwiderstand zum Anlass, das eigene Vorgehen zu überdenken und sein Gesprächsverhalten zu ändern. Dies wird umso leichter fallen, je mehr er Patientenwiderstand wertschätzen und als normales, verstehbares Verhalten auffassen kann.

Im Bilde gesprochen: Gutes MI kommt einem schwerelosen, dahingleitenden Paartanz in einem Ballsaal gleich. Die beiden Partner bewegen sich gemeinsam in guter Abstimmung zueinander im gleichen Rhythmus. Das Gegenteil davon ist Ringen, das auf einem permanenten kraftzehrenden Gegeneinander beruht.

Zu Prinzip 4: Stärke die Veränderungszuversicht des Patienten
Die Zuversicht, der Optimismus und der Glaube eines Menschen, sein (Sucht-)Verhalten verändern zu können, ist ein guter Prädiktor dafür, ob er sein Verhalten tatsächlich ändern wird. Dementsprechend wird im MI Wert daraufgelegt, diese Zuversicht (»Selbstwirksamkeitserwartung«) beim Patienten zu nähren, zum Beispiel durch Bezug auf frühere erfolgreiche Verhaltensänderungen des Patienten. Äußerungen von Patienten, die Änderungszuversicht zum Ausdruck bringen, werden als »confidence talk« bezeichnet. »Confidence talk« stellt dabei nur eine Variante von »change talk« dar. Vergleiche dazu auch »Commitmentstrategien« in Kapitel 9.9.

Methoden des MI

Die zuvor erläuterten Prinzipien werden über sieben Methoden (bzw. Gruppen von Methoden) in beobachtbares Handeln umgesetzt: offene Fragen stellen; dem Patienten »aktiv zuhören«; Verhalten oder nonverbale und verbale Äußerungen des Patienten würdigen; Methoden, um veränderungsorientierte Aussagen des Patienten zu fördern; Methoden, um Widerstand zu schwächen; Methoden, um die Änderungszuversicht zu stärken; zentrale Patientenausführungen zusammenfassen. Diese Methoden stehen in mehr oder weniger enger Beziehung zu den vier MI-Prinzipien. Auf die einzelnen Methoden wird im Folgenden eingegangen.

Beratungsfertigkeiten/Gesprächsfertigkeiten im Motivational Interviewing
Der Apotheker sollte folgende speziellen »Beratungsfertigkeiten« besitzen, die sich auf das Gegenüber beziehen und daher »personenzentriert« sind.

Zu ihnen gehören insbesondere die folgenden vier:
1. Stellen offener Fragen
2. »Aktives Zuhören« (Reflektieren / Spiegeln)
3. Bestätigen
4. Zusammenfassen

Offene Fragen sind solche, auf die man nicht nur mit »Ja« oder »Nein« antworten kann und gehören in der Regel zu den sogenannten *W-Fragen* (Wer, was, wo, wie, warum…). Sie zielen darauf ab, den Patienten zum Reden über seine wichtigen Themen zu ermutigen und laden ihn zu einer ausführlicheren Darlegung seiner Sichtweise ein. Beispiele: *»Wie denken Sie selbst über Ihren Alkoholkonsum?«. »Was denken Sie über das neue Medikament?«. »Wie haben Sie bisher schwierige Phasen in Ihrem Leben gemeistert?«* Im MI wird durch offene Fragen ein Thema eröffnet, um es dann durch »aktives Zuhören« (siehe unten) und andere Methoden zu vertiefen. Ähnlich wie alle Interviewfertigkeiten verfolgen sie insbesondere auch das Ziel, beim Patienten eine *Selbstexploration* in Gang zu setzen und zugleich sogenannten »Change talk« zu ermöglichen. Mit letzterem ist gemeint, dass der Patient in die Lage versetzt wird, sich verbal mit seinen eigenen Entwicklungs- und Veränderungsmöglichkeiten und der eignen Ambivalenz hinsichtlich Veränderungen auseinanderzusetzen. Sie dienen der Exploration und erleichtern es, sich ein umfassenderes Bild von der aktuellen Situation, den Bedürfnissen und den Problemen des Patienten zu machen. Um nicht den Eindruck eines Verhörs zu erzeugen oder ein Machtgefälle zu suggerieren, sollten maximal zwei Fragen am Stück gestellt und dann »Reflexionen« (siehe dazu im Weiteren) eingestreut werden. Als optimal hat sich ein *Verhältnis von einer Frage zu mindestens zwei Reflexionen* bewährt. So behält der Patient den Eindruck, dass die Hauptverantwortung weiter bei ihm liegt und rutscht nicht in eine passiv-regressive Haltung ab.

Beispielfragen sind:
»Was genau hat Sie zu mir geführt?«
»Was genau hätten Sie gerne verändert?«
»Inwiefern ist Ihr Verhalten für Sie selbst oder Ihre Mitmenschen Anlass zur Sorge?«
»Was bringt Sie auf den Gedanken, dass es sich um ein Problem handelt?«
»Welche Schwierigkeiten haben Sie bislang durch Ihre Erkrankung bereits bekommen?«
»Was sollte ich noch wissen, um Ihre Situation besser zu verstehen?«
»Ich verstehe vollkommen, dass Ihnen…. Sorgen macht. Erzählen Sie mir bitte etwas mehr darüber.«
»Wenn es für Sie in Ordnung ist, würde ich gerne etwas mehr über Ihren Alkoholkonsum erfahren.«
»Was sollte ich vielleicht sonst noch wissen, um für Sie als Gesprächspartner hilfreich sein zu können?«
»Wie wünschen Sie sich, dass sich Ihr Leben weiterentwickelt?«
»Wovon wünschen Sie sich momentan mehr und wovon weniger?«
Wie und was man erfragt, hängt wesentlich von dem jeweiligen *Stadium der Veränderung* ab, in dem sich der Patient im Hinblick auf ein für ihn wichtiges Thema gerade befindet (Vgl. Ausführungen zum *»Transtheoretischen Modell«*, (siehe Kapitel 10.3.1).

»Aktives Zuhören (Reflektieren)« zählt zu den wichtigsten und zugleich schwierigsten Fertigkeiten des Motivational Interviewing und ist die methodische Umsetzung einer empathischen, patientenzentrierten Grundhaltung (Prinzip 1 des MI). »Aktives Zuhören« bedeutet, dass man in der Lage ist, bei Äußerungen des Patienten »ganz Ohr zu sein« und ihm das Verstandene möglichst in vertiefter Form zurückzumelden – was gerade auch die emotionalen Zwischentöne des Ausgedrückten impliziert (»dem Anderen aus dem Herzen sprechen«). Ein Beispiel: Patient: *»Ich kann die meisten Menschen unter den Tisch trinken«.* Therapeut: *»Sie sind stolz darauf, wie viel Sie vertragen.«* Man folgt beim »aktiven Zuhören« der Gedanken- und Erlebniswelt des Gesprächspartners und verzichtet darauf, eigene Fragen, Themen, Ratschläge, Bewertungen oder Meinungen hinzuzufügen. Validierungsstrategien können hier gezielt eingesetzt werden, um dem Patienten das Gefühl zu geben, dass er verstanden wird. Gleichwohl schließt MI nicht aus, zu gegebener Zeit auch eigene Anregungen in konstruktiver Form in das Gespräch einzuspeisen, sofern der Patient dies wünscht und dem ausdrücklich zustimmt. Erfahrungen, Sichtweisen und Empfehlungen des Therapeuten können – wenn nicht mit generellem Gültigkeitsanspruch versehen – durchaus ein Gewinn für den Dialog sein.

Wie bereits die offenen Fragen, will »Aktives Zuhören« die Selbstexploration und »Change talk« (selbstmotivierende Äußerungen) des Patienten fördern. Es bedient sich unterschiedlicher Arten der »Reflexion«, mit denen der Apotheker auf das Wahrgenommene reagieren kann.

»Würdigen« (»Affirmationen« formulieren) soll vor allem dem Patienten seine schon vorhandenen Fähigkeiten ins Bewusstsein rufen, und damit seine Selbstwirksamkeitserwartung (sein Selbstvertrauen) stärken. Die Würdigung bzw. Wertschätzung von Verhaltensweisen oder Äußerungen des Patienten bringt nicht nur die positive Grundhaltung des Apothekers gegenüber dem Patienten zum Ausdruck, sondern sie ist eine herausragende Kraft zur Stärkung des Bündnisses und Ermutigung des Patienten, das Risiko einer Änderung einzugehen.

Beispiele:
»Es muss schwer für Sie gewesen sein, überhaupt hierher zu kommen.«
»Mich beeindruckt, wie sehr Ihnen Ihre Familie am Herzen liegt.«
»Ich habe großen Respekt davor, wie ernsthaft Sie sich mit der Veränderung Ihres Kokainkonsums beschäftigen.«
»Es beeindruckt mich, wie ehrlich Sie über die Ängste vor einer regelmäßigen Medikamenteneinnahme sprechen.«
»Bestätigen« sollte man also nicht nur durch Äußerungen wie »Super!«, »Toll!«, »Weiter so!« – von passenden Ausnahmen abgesehen, sondern indem man die jeweils wahrgenommene Fähigkeit oder das beschriebene Vorgehen ausdrücklich wertschätzt (siehe auch Commitmentstrategien Kapitel 9.9).

Weitere Beispiele:
»Es ist bemerkenswert, dass Sie sich diesmal so schnell in Behandlung begeben haben.«
»Es ist großartig, dass Sie es geschafft haben über mehrere Monate die Diätvorschriften einzuhalten.«
»Es ist toll, dass Sie bereits wie automatisch an die morgendliche Medikation denken.«
»Da Sie es so lange geschafft haben, ohne Hilfe auszukommen, scheinen Sie über viele und wichtige Fähigkeiten zu verfügen.« *»Ihr Erfolg spricht für die sehr durchdachte Vorbereitung.«*
»Was Sie da an Strategien aufgebaut haben, scheint ja wunderbar zu funktionieren.«

»Sie scheinen wirklich einen starken Willen zu haben.« »Ihr Durchhalten in dieser schwierigen Situation betrachte ich als ein Zeichen von großer Stärke.«

Durch häufigeres *Zusammenfassen* bietet der Apotheker dem Patienten die Möglichkeit, sich die änderungsrelevanten Aspekte des Gesprächs noch einmal verdichtet und eventuell auch geordnet bewusst zu machen. Zusammenfassungen selektieren (also trennen von Wesentlichem und Unwesentlichem) und verdeutlichen dem Patienten, wie gut man ihm zugehört hat und ihn versteht. Die Begründer des Motivational Interviewing verglichen das Zusammenfassen des Gehörten mit dem Pflücken und Sammeln der schönsten Blumen einer Wiese, um diese dann in Form eines Blumenstraußes dem Patienten zu überreichen. Zusammenfassungen bieten zudem die Möglichkeit, mehrere bislang separat besprochene Einzelthemen sinnvoll zu verbinden und ermutigen den Patienten in aller Regel, mit seiner Exploration (in die von der Zusammenfassung möglicherweise angebotene Richtung) fortzufahren. In Anlehnung an die hier angedeuteten Möglichkeiten unterscheidet man daher zwischen sammelnden, verbindenden und überleitenden Zusammenfassungen.

Periodische Zusammenfassungen von Patientenäußerungen dienen dazu, dass der Patient immer wieder seine Argumente pro und kontra Veränderung hört und auf diese Weise die innere Auseinandersetzung mit der eigenen Ambivalenz »am Köcheln gehalten wird«. Zusammenfassungen können nach einzelnen Gesprächsabschnitten (zum Beispiel nach dem sukzessiven Zusammentragen verschiedener Argumente pro Veränderung) am Beratungsende und zu Beginn einer neuen Beratung (um den roten Faden wieder aufzunehmen) erfolgen.

Bestätigen und Zusammenfassen sind nicht nur sanfte, sondern letztlich auch sehr wirksame Methoden, um aus der Fülle der vom Patienten dargebotenen Informationen diejenigen Elemente herauszufiltern und zu stärken, die eine positive Weiterentwicklung des Patienten wahrscheinlicher machen.

Hirnphysiologisch gesprochen »bahnen« die im Reflektieren, Bestätigen und Zusammenfassen enthaltenen Wiederholungen (neue) *Nervenbindungen.* »Wiederholungen schlagen Pfade ins Gehirn.«. Damit steigt die Wahrscheinlichkeit, dass diese künftig rascher aktiviert werden und sich gegen ältere Nervenverbindungen (»alten Verhaltensmustern«) durchsetzen.

Zusätzlich zu der skizzierten »Grundhaltung« und den »Beratungsfertigkeiten« sollte der Apotheker kompetent mit Widerstand umgehen, »Change talk« fördern und den Patienten für ein »Commitment« gewinnen können (siehe dazu auch Commitmentstrategien in Kapitel 9.9).

Methoden zur Förderung von »Change talk«
Die acht Methoden zur Förderung von »Change talk« sind unterschiedliche Varianten offener Fragen. Dazu gehören zum Beispiel Fragen nach Nachteilen des gegenwärtigen Verhaltens. »Change talk« ist der Schlüssel zum Erfolg.

Offene Fragen
»In welcher Weise machen Sie oder andere sich Gedanken wegen Ihrer Gesundheit/ Suchtmittelkonsums?« (Nachteile des Status Quo)

»Wie würde Ihr Leben in fünf Jahren aussehen, wenn Sie sich wegen der Erkrankung/der Sucht keine Sorgen mehr machen müssten?« (Vorteile der Veränderung)

»Wann in Ihrem Leben haben Sie schon einmal größere Veränderungen vorgenommen? Wie haben Sie das gemacht?« (Optimismus)

»In welcher Weise möchten Sie ihr Verhalten/Suchtmittelkonsum verändern?« (Änderungs-intention)

Wichtigkeitsrating
»Auf einer Skala von 1-10 (1 gar nicht wichtig, 10 sehr wichtig): Wie wichtig ist Ihnen die Ver-änderung Ihres Zigarettenkonsums? Was müsste passieren, damit Sie sich für einen höhe-ren Wert entscheiden?«

4-Felder-Entscheidungsmatrix
Das Für und Wider einer Veränderung und das Für und Wider einer Beibehaltung des Status quo werden exploriert und in vier Felder eingetragen.

Status Quo beibehalten Pro	Status Quo beibehalten Contra
Veränderung Pro	Veränderung Contra

Abb. 31: Vier-Felder-Matrix

Veränderungsmotive genau erkunden
»Wie stellen Sie sich so einen Tag ohne Alkohol genau vor? ... Wie läuft er ab? Was machen Sie anders als vorher? ...«
»Wie stellen Sie sich einen Tag ohne Schmerzen (bei regelmäßiger Einnahme der Analgeti-ka) genau vor? Was machen Sie anders als vorher?«
»Wie stellen Sie sich einen Tag vor, wenn Sie 30 kg abgenommen haben? Was würden Sie anders machen als vorher?«

Extrementwicklungen erfragen, Rückschau halten
»Wenn Sie einmal zurückdenken an die Zeit, als die Krankheit noch nicht Ihr Leben bestimmt hat, was war da anders?«

Zukunft nach Konsumreduktion imaginieren
»Wenn Sie sich entscheiden würden, an Ihrem Cannabiskonsum etwas zu ändern: was wür-den Sie sich davon versprechen? Wie stellen Sie sich einen Tag ohne Cannabiskonsum vor?«

Lebensziele explorieren und Dissonanzen zum Suchtmittelkonsum eruieren
»Was ist Ihnen in Ihrem Leben am wichtigsten? Wenn ich Sie richtig verstehe, ist Ihnen Ihre Part-nerschaft sehr wichtig. Gleichzeitig haben Sie geschildert, dass Ihre Non-Adhärenz zu ständi-gen Auseinandersetzungen in der Partnerschaft führt. Ich stelle mir vor, dass Sie das in die Zwickmühle bringt.«

Zur Stärkung der Zuversicht können zusätzlich folgende Methoden eingesetzt werden:

Ansprechen persönlicher Stärken und Unterstützungsmöglichkeiten
»Welche Stärken haben Sie, die Ihnen helfen könnten die Veränderungen vorzunehmen? Wer könnte Sie dabei unterstützen?«

Brainstorming
»Wenn Sie einmal alle Ideen, so abwegig die Einzelnen auch sein mögen, aussprechen, was Ihnen Ihre Veränderung erleichtern könnte: was fällt Ihnen da ein?«

Weitergabe von Informationen und Empfehlungen
Der Heilberufler hat mehrere Optionen parat, die er dem Patienten vorschlägt. *»Einige Personen haben folgenden Weg eingeschlagen... Andere haben ... »*
»Einige nehmen Medikament X, andere haben sich für Medikament Y entschieden.«

Umdeuten
Patient: *»Ich habe es mehrmals versucht und bin immer wieder gescheitert.«*
Heilberufler: *»Diese Versuche haben nicht den gewünschten Erfolg gehabt. Für was waren diese Versuche gut? Welchen Nutzen können Sie daraus vielleicht noch ziehen?«*

Thematisieren hypothetischer Veränderungen
»Nehmen Sie einmal an, Sie würden Ihr Ziel nun erreichen und schauten nun zurück: was hat den Ausschlag gegeben, dass Sie es geschafft haben? Wie haben Sie das hinbekommen?«

Methoden zum Umgang mit Widerstand
Methoden zum Umgang mit Widerstand stellen die Umsetzung des dritten MI-Prinzips (»Gehe mit dem Widerstand«) in konkretes Handeln dar. Im Folgenden werden die acht Varianten des geschmeidigen, nicht konfrontativen Umgangs mit Patientenwiderstand zusammengefasst.
Die ersten drei Methoden stellen Varianten des aktiven Zuhörens dar und sind relativ einfach umsetzbar. Sie signalisieren dem Patienten, dass der Heilberufler sein »Stopp!« gehört hat und ernst nimmt (z. B. Therapeut: *»Sie möchten nicht, dass ich Ihnen da etwas unterstelle.«*) – was meist ausreicht, um den Widerstand zu reduzieren und sprichwörtlich »den Wind aus den Segeln« nimmt. Die Varianten 4-8 sind schwieriger in der Umsetzung und wollen geübt sein. Man sollte sie mit Vorsicht anwenden.

Acht Methoden des »geschmeidigen« Umgangs mit Widerstand
1. Einfaches Widerspiegeln
   Patient: *»Ich trinke überhaupt nicht zu viel – da können Sie mir sagen, was sie wollen!«* Heilberufler: *»Für Sie besteht kein Zweifel daran, dass es mit dem Alkohol nicht zu viel geworden ist. Und Sie möchten nicht, dass ich Ihnen da etwas anderes unterstelle.«*
2. Überzogenes Widerspiegeln
   Patient: *»Ich habe meinen Alkoholkonsum im Griff. Ich stehe noch aufrecht, wenn die anderen schon unter dem Tisch liegen.«* Therapeut: *»Sie müssen sich um nichts Sorgen machen. Alkohol kann Ihnen überhaupt nichts anhaben.«*

3. Widerspiegeln der Ambivalenz

   Patient: »*Ich weiß, Sie wollen, dass ich überhaupt kein Cannabis mehr konsumiere. Aber das werde ich nicht tun!*« Heilberufler: »*Sie merken, dass es mit dem Cannabis zu viel geworden ist, aber ganz aufhören kommt für Sie nicht in Frage.*«

4. Verschiebung des Fokus

   Patient: »*Ich weiß: Sie wollen, dass ich überhaupt keine Zigaretten mehr rauche. Aber das werde ich nicht tun!*« Heilberufler: »*Ich weiß nicht, zu welchem Ergebnis wir kommen. Verbeißen Sie sich bitte nicht an diesem Punkt. Ich würde mit Ihnen gerne erst einmal über … sprechen.*«

5. Umdeuten

   Patient: »*Meine Frau nörgelt andauernd aufgrund des Alkoholkonsums an mir herum.*« Heilberufler: »*Das ärgert Sie. Und gleichzeitig klingt es so, als würde sie sich Sorgen um Sie machen – es scheint ihr nicht gleichgültig zu sein, was aus Ihnen und Ihrer Gesundheit wird.*«

6. Zustimmung mit einer Wendung

   Patient: »*Hier geht es ständig nur um das Thema Zigaretten. Mir gehen aber meine Sorgen wegen meiner Frau und den Kindern nicht aus dem Kopf.*« Therapeut: »*Stimmt: Wir haben die ganze Zeit nur über Ihren Zigarettenkonsum gesprochen. Es geht aber letztlich um die ganze Familie – und die sollte im Mittelpunkt stehen.*«

7. Herausstellen der persönlichen Wahlfreiheit

   Patient: »*Ich weiß, Sie wollen, dass ich überhaupt kein Cannabis mehr konsumiere, aber das werde ich nicht tun!*« Heilberufler: »*Niemand kann Ihren Cannabiskonsum für Sie verändern. Es ist alleine Ihre Entscheidung. Sie sind ein freier Mensch und Sie müssen entscheiden, wie es weitergeht.*«

8. Mit der Position des Patienten konform gehen

   Therapeut: »*Sie haben einiges über Ihren Zigarettenkonsum erzählt, und da gibt es ja eine Reihe sehr positiver Dinge. Ich frage mich, ob es mir an Ihrer Stelle wirklich wert wäre, daran etwas zu ändern.*« Oder: »*Wir haben über die Vor- und Nachteile des Rauchens gesprochen und die Vorteile überwiegen offensichtlich. Sie sind glücklich mit Ihrem jetzigen Verhalten und wollen im Grunde nichts verändern.*«

Der Ablauf von Motivational Interviewing umfasst üblicherweise zwei Phasen.

Phase 1

In der ersten Phase steht der Aufbau von Veränderungsbereitschaft im Vordergrund. Das erste Ziel von MI besteht somit darin, mit dem Patienten seine Ambivalenzen im Hinblick auf die Tabletteneinnahme, den Suchtmittelkonsum oder die Ernährungsumstellung zu erkunden (**»Soll ich etwas verändern oder nicht?«**) und auf diesem Weg die Bereitschaft zu einer Änderung zu stärken (Phase 1 des MI). MI eignet sich dementsprechend in idealer Weise für Patienten, die sich gemäß dem »Transtheoretical model of health behavior change« im Prozess des Nachdenkens über eine Verhaltensänderung (»contemplation«) befinden (zum transtheoretischen Modell siehe Kapitel 10.3.1).

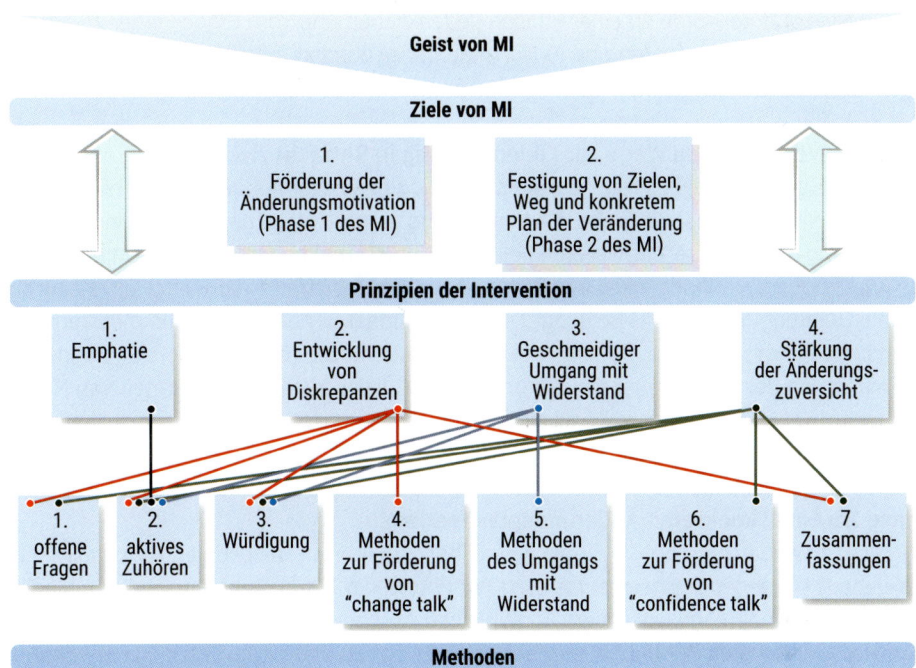

Abb. 32: Motivational Interviewing: Übersicht

Ohne Eigenmotivation wird es einem Menschen nie gelingen, langfristige Verhaltensände-rungen aufrechtzuerhalten. Äußert sich der Patient vornehmlich änderungsbereit (»change talk«) und ist Vertrauen in die Möglichkeit einer Veränderung erkennbar (»confidence talk«), so geht es nun (in Phase 2) um die Erarbeitung und Vereinbarung eines persönlich verbindli-chen Änderungsplans. Erfahrungsgemäß ist Phase 1 der schwierigere und zeitaufwendige-re Teil der Wegstrecke.

Phase 2
Phase 2 widmet sich der Erarbeitung und Vereinbarung persönlich verbindlicher Ziele und Wege zur Veränderung, die in einen konkreten Änderungsplan mündet. Phase 2 des MI be-ginnt damit, dass man dem Patienten eine Zusammenfassung der Ergebnisse aus Phase 1 gibt und dabei seine zentralen Überlegungen, was für eine Veränderung spricht (»change talk«) und was ihn zuversichtlich macht, eine Veränderung vollziehen zu können (»confidence talk«), mit einbezieht. Ist der Patient dann zu einer Veränderung bereit, stellt sich nun in Pha-se 2 die Aufgabe, Veränderungsziele, den Veränderungsweg sowie einen konkreten Verände-rungsplan zu erarbeiten.

Phase 2a: Ziele vereinbaren
Das Credo dieser MI-Phase besteht darin, Veränderungsziele (wie Abstinenz oder Tablette-neinnahme) im gleichberechtigten Dialog zusammen mit dem Patienten zu erarbeiten, statt ihm Ziele vorzusetzen. Letztlich sollte das Ziel verfolgt werden, das sich der Patient selbst

setzt – alles andere würde zu einer ethisch bedenklichen und vom Ergebnis her zweifelhaften Zwangsbehandlung führen und in Non-Adhärenz münden. Es gilt, eine Allianz mit dem Patienten zu bilden.

Phase 2b: Verschiedene Wege zur Zielerreichung in Betracht ziehen

In Phase 2b geht es um die Frage, auf welchem Weg das zuvor festgelegte Ziel erreicht werden soll und kann. Hier ist die grobe Wegmarkierung gefragt: Meint der Patient, eine Konsumveränderung oder Adhärenzoptimierung aus eigenen Kräften heraus oder mit Unterstützung von Angehörigen, Freunden oder einer Selbsthilfegruppe schaffen zu können? Hält er eine ambulante Beratung für sinnvoll? Bevorzugt er eine stationäre Therapie? Gibt es medikamentöse Alternativen mit denen der Patient eher einverstanden wäre? Gibt es andere Einnahme Zeiten, mit denen der Patient eher einverstanden wäre? Oder auch beim Auftreten von Nebenwirkungen: Kann eine geringere Dosis eingesetzt werden, um Nebenwirkungen zu vermeiden und das Therapieziel trotzdem zu erreichen?

Phase 2c: Einen konkreten Änderungsplan festlegen

In Phase 2c werden mit dem Patienten die in Phase 2b erörterten Eckdaten konkretisiert und das genaue Vorgehen festgelegt, wie etwa: Wann soll der Medikamentendienst die Medikamente vorbeibringen und wie oft am Tag? Welche Apotheke stellt die Blister zur Verfügung? Wann ist ein nächstes Beratungsgespräch geplant, um zu überprüfen, ob sich die Adhärenz verbessert hat? Wie lange soll die Maßnahme dauern? Der Heilberufler kann das Ergebnis zum Beispiel so zusammenfassen: »Ich möchte gerne einmal zusammenfassen, wo wir nun angelangt sind. Sie wollten wissen, welche Möglichkeiten es gibt, regelmäßiger Ihre Medikamente einzunehmen, und wir haben über verschiedene Alternativen gesprochen. Sie haben sich verschiedene Vorgehensweisen durch den Kopfgehen lassen und sich dafür entschieden, dass jede Woche ein Medikamentendienst die verblisterten Medikamente zu Ihnen nach Hause bringt. Einen nächsten Beratungstermin machen wir für in vier Wochen aus und sehen einmal, wie es geklappt hat. Sie meinen, dass es wohl gut wäre, Ihre Partnerin zu ein paar Gesprächen mitzubringen.«

Einen derartigen Plan kann man schriftlich festhalten.

Phase 2d: Stärkung der Verbindlichkeit des Änderungsplans

Abschließend empfehlen Miller und Rollnick, sich die Zustimmung des Patienten zu dem Erarbeiteten einzuholen: »Ist es das, was Sie tun möchten?«

Eventuell können auch gleich die ersten Schritte zur Planumsetzung eingeleitet werden (zum Beispiel einen Aufnahmezeitpunkt für eine Entgiftungsbehandlung vereinbaren, Rezepte beim Hausarzt anfordern, Verblisterungs-Profil anlegen). Wichtig ist, dass sich der Patient bei alledem nicht gedrängt fühlt. Gegebenenfalls sollte man ihm Zeit einräumen, um noch einmal über das weitere Vorgehen nachzudenken oder mit Personen aus seinem Umfeld über sein Vorhaben zu sprechen.

Der interessierten Leserschaft seien abschließend die MI-Bücher von Miller und Rollnick zur Vertiefung sowie der Besuch von Fortbildungen zur praktischen Aneignung dieses Ansatzes empfohlen. Weitere und jeweils aktuelle Informationen zum MI finden sich auf der internationalen MI-Webseite (www.motivationalinterview.org).

11.2 Adherence Counseling Model

Die Adhärenz von Patienten mit Depression ist gegenüber anderen Erkrankungsbildern besonders schlecht (44 % versus 32 % Non-Adhärenz). Giannetti hat daher 2004 versucht, ein interdisziplinäres Modell zu entwickeln, durch das die Adhärenz erhöht werden kann. Dieses Modell kann auch bei anderen Erkrankungsbildern Anwendung finden.

1. **Etablierung einer therapeutischen Partnerschaft mit dem Patienten.**
   Der Apotheker sollte versuchen, sich dem Patienten auf gleicher Augenhöhe zu nähern. Validierungsstrategien können helfen, dass der Patient sich verstanden fühlt.

2. **Stigmatisierung der Erkrankung abbauen**
   Gerade viele psychische Erkrankungen sind auch heute noch stark stigmatisiert. Aber auch HIV, Hepatitis und weitere Infektionskrankheiten sind mit einem Stigma belegt. Edukation zu den Erkrankungen – auch gegenüber den Angehörigen – ist daher sehr wichtig. Die Stigmatisierung kann aber auch im Kopf des Apothekers stattfinden. Eigene Meinungen sollten vor einer Beratung kritisch überprüft und gegebenenfalls verändert werden.

3. **Positive Vorstellungen des Patienten über die Erkrankung Depression wecken und erklären**
   In der Apotheke kann zum Beispiel die Monoamin-Mangel-Hypothese erläutert werden, bzw. bei anderen Erkrankungen deren Pathophysiologie, und wie die Medikamente dort eingreifen. Was kann der Patient sonst noch tun, um die Erkrankungssymptome abzumildern? Es kann auch helfen, zu verdeutlichen, wie viele Menschen an der gleichen Krankheit leiden, um zu vermitteln, dass der Patient damit nicht alleine ist. Vielleicht können Selbsthilfegruppen vor Ort empfohlen werden, wo der Patient sich mit anderen Betroffenen austauschen kann.

4. **Positive Erwartungshaltung beim Patienten gegenüber einer antidepressiven Pharmakotherapie im Vergleich zu Risiken (Kosten-Benefit-Abwägung)**
   Patienten sehen bei der Pharmakotherapie oft nur die Risiken. Der Beipackzettel und das Internet schüren diese Ängste häufig noch. Wichtig ist es, dem Patienten auch den Nutzen aufzuzeigen. *»Sie könnten wieder mit den Kindern im Garten spielen.«*, *»Sie können wieder Durchschlafen.«*, *»Sie können wieder sportlich aktiv sein und eine tolle Figur bekommen.«*, *»Sie haben wieder mehr Lebensqualität.«*.

5. **Irrationale Vorstellungen des Patienten über die Erkrankung und die Antidepressiva herausarbeiten und relativieren.**
   Dies gilt natürlich auch für andere Wirkstoffgruppen und Erkrankungen und sollte genau so herausgearbeitet werden.

6. **Auswahl von Antidepressivum, Dosierung und Einnahmeschema nach den individuellen Bedürfnissen des Patienten.**
   Dem Patienten das Gefühl der Kontrolle über die Pharmakotherapie geben, indem er Nebenwirkungen erwarten, verstehen, handhaben und damit aushalten kann.
   Shared decision making bei der Wirkstoffauswahl ist wichtig, jedoch meist in der Verantwortung der Ärzte (Rx). Umso autonomer der Patient, desto besser die Adhärenz. In der Apotheke kann insbesondere zu einzelnen, häufigen Nebenwirkungen informiert werden und dem Patienten Handlungsanweisung gegeben werden (weitere Einnahme bei rückläu-

figen Nebenwirkungen, Arzt aufsuchen, weitere Messungen, Kleinigkeit essen bei Übelkeit etc.).

7. **In der interdisziplinären Zusammenarbeit von Arzt, Psychotherapeut und Apotheker die Therapie monitoren und die Adhärenz ständig prüfen und verbessern.**
Der Aufbau und die kontinuierliche Pflege von Netzwerken ist sicher der schwierigste und zeitaufwendigste Punkt, bei dem natürlich die Schweigepflicht zu beachten ist. Der Apotheker kann jedoch bei nächsten Patientenkontakten immer wieder nach Problemen bei der Einnahme und der Adhärenz fragen, um die Adhärenz zu optimieren.

Verschiedene wichtige Aufgaben können also vom Apotheker übernommen werden, ohne dass dadurch die Arzt-Patient-Beziehung »beschädigt« werden sollte. In Studien konnte gezeigt werden, dass es nach einem von Arzt und Apotheker durchgeführten Monitoring zu einer erhöhten Patientenzufriedenheit und besserer Adhärenz kommen kann.

11.3 Edukation zu verschiedenen Krankheitsbildern

Edukation zu Krankheitsbildern meint die Aufklärung über Entstehung, Aufrechterhaltung, Erkennung und Behandlung verschiedener Erkrankungen. Material für Schulungen von Patienten und Angehörigen gibt es für eine Vielzahl von Krankheitsbildern. Insbesondere in Disease-Management-Programmen für Diabetes mellitus Typ 1 und 2, bei Brustkrebs, für koronare Herzkrankheit (KHK), Asthma bronchiale, chronisch obstruktive Lungenerkrankungen (COPD) und Depression ist die Patientenedukation fester Bestandteil.

Auch die deutsche Hochdruckliga hat ein Schulungsprogramm für Hypertonie-Patienten entwickelt (Mein Blutdruck-ok!).

Hier eine Auswahl an weiterführender Literatur:
- Canobbio M, Mary M (1998): Praxishandbuch Patientenschulung und -beratung. Wiesbaden: Ullstein-Medical Verlag.
- Canobbio M, Mary M (2000): Mosby's Handbook of Patient Teaching. St. Louis: Mosby London F (2003): Informieren, Schulen und Beraten. Bern: Hans Huber Verlag.
- Klug Redman B (2008): Selbstmanagement chronisch Kranker. Bern: Hans Huber Verlag.
- Küver C (2004): Erhebung und Bewertung von Schulungsprogrammen für Patienten mit Diabetes mellitus Typ 1 und Typ 2, Asthma und COPD, KHK, Hypertonie, Herzinsuffizienz und Brustkrebs in Deutschland. Z. ärztl. Fortbild. Qual. Gesundheitswesen, S. 393-402.
- Schaeffer D, Haslbeck J (2007): Nutzerorientierung durch Selbstmanagementförderung bei chronischer Krankheit: Implikationen am Beispiel der Bewältigung komplexer Medikamentenregime. Düsseldorf: German Medical Science GMS Publishing House.
- von Reibnitz C, Sonntag K (2017): Patientenorientierte Beratung bei degenerativen Erkrankungen. In: Pflegezeitschrift 12/2017.
- Jurkowitsch RE (2011): Edukation und Kommunikation im Gesundheitswesen: Aufgaben-Möglichkeiten-Umsetzung. Hogrefe Verlag.

11.4 Psychoedukation

Vor etwa 40 Jahren wurde von Anderson und Goldman in den USA erstmals in Zusammenhang mit Behandlungsansätzen bei chronisch psychisch erkrankten Menschen der Begriff »Psychoedukation« geprägt. Die Begründer hatten eine Verbesserung der Adhärenz und damit eine Abnahme der Rückfallwahrscheinlichkeit (»Relapse«) zum Ziel. Im Grunde basiert Psychoedukation auf Verhaltenstherapie, geht aber auch auf die Anfang des zwanzigsten Jahrhunderts von Paul Dubois entwickelte Persuasionstherapie zurück. Im Laufe der 1980er-Jahre entwickelten sich die ersten psychoedukativen Ansätze unter Einbeziehung der Angehörigen. Sie wurden ursprünglich für Patienten mit Schizophrenie entwickelt, mittlerweile gibt es diese jedoch für fast alle psychiatrischen Krankheitsbilder.

> **PSYCHOEDUKATION**
>
> »Unter dem Begriff der Psychoedukation werden systematische didaktisch-psychotherapeutische Interventionen zusammengefasst, die dazu geeignet sind, Patienten und ihre Angehörigen über die Krankheit und ihre Behandlung zu informieren, das Krankheitsverständnis und den selbstverantwortlichen Umgang mit der Krankheit zu fördern und sie bei der Krankheitsbewältigung zu unterstützen.« (Bäuml und Pitschel-Walz 2008)

Psychoedukation ist ganz allgemein der Versuch, komplizierte medizinisch-wissenschaftliche Fakten so zu übersetzen, dass sie von betroffenen Patienten und deren Angehörigen gut verstanden werden. Dadurch soll den Patienten und ihren Angehörigen geholfen werden, die wichtigsten Informationen über die Erkrankung und die erforderlichen Behandlungsmaßnahmen begreifen und nachvollziehen zu können. Damit soll vor allem erreicht werden, trotz Krankheit ein lebenswertes Leben zu führen und künftige Krankheitsepisoden, wenn nicht zu verhindern, so doch zumindest auf ein für alle Beteiligten erträgliches Ausmaß reduzieren zu können. Vor allem durch die Kenntnis der frühen Symptome einer sich anbahnenden neuen Krankheitsphase können Betroffene und Angehörige schon im Anfangsstadium gegensteuern und geeignete medikamentöse und/oder therapeutische Maßnahmen mit dem behandelnden Arzt absprechen, wodurch eine ausgeprägte Episode meistens verhindert und ein stationärer Klinikaufenthalt vermieden werden kann. Das Verstehen-Können der eigenen Erkrankung ist die Grundvoraussetzung für den selbstverantwortlichen Umgang mit der Erkrankung und ihre erfolgreiche Bewältigung, wozu auch die Medikamenteneinnahme und eine Adhärenz bezüglich Therapieempfehlungen gehören.

Folgende Ziele werden durch Psychoedukation verfolgt:

- Verbesserung des Informationsstandes von Patienten und Angehörigen bezüglich der Diagnose, sowie des Verlaufs, der Ursachen und Behandlungsmöglichkeiten
- Aufbau eines funktionalen Krankheitskonzeptes,
- Emotionale Entlastung der Patienten,
- Förderung der langfristigen Behandlungsbereitschaft bei Patienten,
- Förderung der Kooperationsbereitschaft der Angehörigen,
- Verbesserung der Fähigkeiten zur Bewältigung von Krisen,

- Gewinnen von Sicherheit im Umgang mit der Erkrankung,
- Erhöhung der Selbstwirksamkeit,
- Verbesserung des innerfamiliären Umgangs im Hinblick auf die Erkrankung.

Aber neben den Zielen für Betroffene und Angehörige, gibt es auch für die »Professionellen« zu erreichende Ziele:

- Bessere Wahrnehmung der subjektiven Nöte und Bedürfnisse von Betroffenen und Angehörigen,
- Sensibilisierung für Ressourcen und Stärken des Patienten,
- Aufbau eines partnerschaftlichen Behandlungsverhältnisses,
- Ökonomisierung der Informationsvermittlung,
- Systematische Nutzung von protektivem Potential der Angehörigen,
- Kennenlernen von trialogischen Perspektiven,
- Perspektivenerweiterung hinsichtlich verschiedener Erlebens- und Bewältigungsmöglichkeiten.

Der Begriff »Edukation« ist abgeleitet von dem lateinischen Wort »educare« – das heißt, Patienten und Angehörige sollen aus dem Zustand der Unwissenheit und der Unerfahrenheit »herausgeführt werden«. Psychoedukation bedeutet somit die therapeutisch angeleitete Begleitung von Patienten und Angehörigen auf ihrem Weg zu mehr Fachwissen und mehr Überblick über die Erkrankung, die erforderlichen Therapiemaßnahmen und die möglichen Selbsthilfestrategien. Im Gegensatz zu Selbsthilfegruppen, an denen per Definition kein Arzt oder Therapeut beteiligt ist, wird die Psychoedukation von Fachleuten durchgeführt. Auch wenn es aktuell wesentliche Ansätze der Psychoedukation nur in der Psychiatrie gibt, so ist das Konzept auch auf alle somatischen Krankheitsbilder möglich und erstrebenswert. Dabei ist eine Gruppenstruktur mit wiederholten Sitzungen erstrebenswert, in der Apotheke können aber einzelne Informationsabende für Patienten und Familienangehörige sicher einfacher durchgeführt werden und so die Adhärenz erhöhen.

Im Rahmen der sogenannten PiP-Studie konnte gezeigt werden, dass Patienten, die an psychoedukativen Gruppen teilgenommen hatten eine deutlich bessere Adhärenz hatten, als in der Kontrollgruppe. Dies korrelierte auch direkt mit der Rate einer erneuten stationären Aufnahme, zu der es in der Kontrollgruppe deutlich häufiger kam (21 % versus 38 %). Am meisten profitierten Patienten, wenn die Angehörigen auch an der Gruppe teilgenommen hatten. Hier lag die Wiederaufnahmerate bei nur 14 %. Der Effekt blieb auch bis sieben Jahre nach der Intervention erhalten (Ende der Untersuchung). Die Interventionsgruppe zeigte nach sieben Jahren eine Wiederaufnahmerate von 54 %, die Kontrollgruppe wies 88 % auf.

Da Schizophrenie die kostenintensivste psychiatrische Diagnose ist, ist die Psychoedukation eine auch wirtschaftlich sehr effiziente Maßnahme. Im Rahmen der PiP-Studie (n=81) konnte hochgerechnet werden, dass in sieben Jahren 3.037.250 Euro eingespart werden konnten, und das alleine durch die Reduktion der Krankenhaustage (indirekte Kosten nicht mitgerechnet!).

Es gibt unterschiedliche Formen psychoedukativer Interventionen:

- Psychoedukative Familienberatung mit Unterricht/Aufklärungen für den einzelnen Patienten und seine Angehörigen in ein bis drei Sitzungen, was für die Apotheke geeignet ist.
- Bifokale psychoedukative Gruppenarbeit mit den Patienten und parallel mit den Angehörigen (im Rahmen eines stationären Settings).
- Ambulante psychoedukative Gruppen für Patienten und/oder Angehörige (z. B. in psychiatrischen Institutsambulanzen).
- Psychoedukative Angehörigenseminare zu speziellen Schwerpunktthemen, was in der Apotheke auch sinnvoll sein kann, z. B. bei Angehörigen von an Epilepsie Erkrankten oder bei Asthmatikern (»wie gehe ich im akuten Anfall vor«), insulinpflichtigen Diabetikern (»was tun bei Hypoglykämie und Umgang mit Glucagon-Pens/Nasensprays«) und vielen Erkrankungen mehr.
- Multiple Familieninterventionen (mehrere Familien in einer Gruppe, in psychiatrischen Institutsambulanzen).
- Trialogische Veranstaltungen mit Patienten, Angehörigen und »Professionellen«, die zuvor psychoedukative Gruppen absolviert haben (im stationären oder ambulanten psychiatrischen Setting).

Die bisher häufigste Form der Psychoedukation ist sicher das Einzelgespräch: Hier versucht der Heilberufler in sehr anschaulicher und verständlicher Weise, den Patienten oder auch seine Angehörige über die Hintergründe der Erkrankung und die erforderlichen Behandlungsmaßnahmen aufzuklären. Dies eignet sich auch für die Apotheke. Die Edukation muss dabei nur wenige Minuten dauern.

Besonders hilfreich ist Psychoedukation jedoch, wenn sie in Gruppen erfolgt, das heißt wenn mehrere Patienten gemeinsam über ihre spezielle Erkrankung informiert werden und sich darüber austauschen können. Die Sichtweise der anderen und ihre positiven Erfahrungen mit Therapie- und Selbsthilfemöglichkeiten bieten eine große Unterstützung beim Gesundwerden und für den Umgang mit möglichen zukünftigen Krisensituationen. Neben der reinen Vermittlung von Wissen erfahren die Kursteilnehmer in der Gruppe auch Verständnis und Anteilnahme von anderen Betroffenen und Angehörigen, was die Konfrontation mit der Erkrankung erleichtern kann. Auch Angehörige profitieren besonders vom Besuch einer psychoedukativen Gruppe und vom gemeinsamen Erfahrungsaustausch mit anderen Betroffenen. Dies kann auch in Apotheken angeboten werden, zum Beispiel in Rahmen von Informationsveranstaltungen. Der Apotheker ist hier der Moderator eines Erfahrungsaustausches.

Das oberste Ziel der Psychoedukation besteht darin, den Faktor Empowerment (»Selbstbefähigung«) bei den Betroffenen und ihren Familien zu stärken. Damit die Patienten ihre Erkrankung möglichst gut bewältigen können, müssen sie ein Grundverständnis für die Hintergründe ihrer Erkrankung und die aktuell zur Verfügung stehenden Behandlungsmöglichkeiten entwickeln.

Ohne den Aufbau eines klaren Krankheitsverständnisses mit daraus resultierender Krankheitseinsicht wird eine langfristige und erfolgreiche Zusammenarbeit mit professionellen Hilfesystemen immer unzureichend bleiben.

Zentrale Elemente der Psychoedukation

- *Informationsvermittlung*
  - Krankheitsbegriff, Symptomatik, Pathophysiologie
  - Ursachen
  - Akuttherapie
  - Langzeittherapie (medikamentöse Rezidivprophylaxe, psychotherapeutische Behandlungen, psychosoziale Maßnahmen, Rehabilitationsprogramme)
  - Selbsthilfestrategien (Gesundheitsverhalten, Früherkennung, Krisenmanagement)

- *Emotionale Entlastung*
  - Angstreduktion (Stigmatisierung, Chronifizierung)
  - Trauerarbeit (Adaption der Lebensperspektive mit der Erkrankung)
  - Entlastung von Schuld- und Versagensgefühlen
  - Relativierung der vermeintlichen Einmaligkeit des eigenen Schicksals
  - Erfahrungsaustausch mit anderen
  - Kontakt mit Schicksalsgenossen
  - Kontaktaufnahme mit Selbsthilfegruppen
  - Mut und Hoffnung geben

Wichtige Regeln für die Durchführung von Psychoedukation in der Apotheke:

1. Fachsprache vermeiden
2. Kein Frontalunterricht
   Mittels Flipchart sollten die Wortbeiträge gesammelt und ggfs. vom Apotheker ergänzt werden.
3. Keine Informationsüberflutung
   Fragen Sie die Teilnehmer immer wieder »*War das jetzt zu viel?*«, »*Habe ich Sie jetzt mit Informationen zugeschüttet?*« um Rückmeldung zu erhalten, ob die Aufnahmekapazität überschritten wurde. Das gilt, insbesondere je akuter das Krankheitsbild gerade ist: »Weniger ist mehr.«.
4. Strukturierte Gesprächsführung
   Strukturierung ist wichtig, um das Gespräch »leichter verdaulich« für Teilnehmer zu machen. Dazu eignet sich insbesondere ein Flipchart, auf dem zum Beispiel links Nebenwirkungen und rechts erwünschte Wirkungen aufgetragen werden können.
5. Interaktive und aktivierende Gruppenführung
   Wissen, das aktiv (das heißt unter Beteiligung) erworben wurde, wird besser behalten. Daher sollten alle Teilnehmer immer wieder motiviert werden, ihre eigenen Erfahrungen zu schildern und ihre Ideen mit einzubringen.
6. Visualisieren, Bilder und Metapher verwenden
   Das Flipchart ist ein wichtiges Instrument zur Visualisierung. Visualisierungsbeispiele sind speziellen Manualen zur Psychoedukation zu entnehmen. Die Therapeuten können aber auch ihre eigene Kreativität nutzen und eigene Visualisierungsmöglichkeiten sowie Metaphern in der Gruppe einbringen.

7. Schriftliches Material austeilen
   Die wichtigsten Fakten sollten schriftlich zusammengefasst nach jeder Stunde mitgegeben werden, damit der Patient die Inhalte nachlesen kann.
8. Dauer und Gruppenstruktur
   Patientengruppen sollten idealerweise morgens stattfinden, da die Konzentration und Aufnahmefähigkeit dann am größten sind. Die Gruppen sollten aus 6 bis 15 Teilnehmern bestehen. Eine Informationsveranstaltung in der Apotheke sollte circa 60 bis maximal 90 Minuten dauern.

Spezielle Manuale zur Durchführung von Psychoedukation:

- Therapieprogramm zum Umgang mit Medikamenten (medication management module MMM von Liberman 1986), deutsche Ausgabe von Brener 1989
- Therapieprogramm zum Umgang mit Symptomen (symptom management module SMM, Liberman 1988), deutsche Ausgabe von Brenner 1990
- Modifiziertes SMM von Behrendt 1996
- Psychoedukatives Training für schizophrene Patienten (PTS, Kiesling, Hornung 1996)
- Frühsymptomatikmanagement (FSM, Kraus, Schmal, Ried, Wittpoht 1994)
- Psychoedukative Gruppenarbeit mit schizophrenen und schizoaffektiv erkrankten Menschen (PEGASUS, Wienberg und Sibum 1997)
- Bewältigungsorientierte Therapie für schizophren und schizoaffektiv Erkrankte (BOT, Schaub 2000)
- Psychoedukatives Therapieprogramm zu Rezidivprophylaxe bei schizophrener und schizoaffektiver Erkrankung (Behrendt 2001)
- Marburg stat. Psychoedukatives Therapieprogramm MR-SPET (Brücher 1992)
- Psychoedukation und Krisenbewältigung (PKB, Andres, Pfammatter, Brenner 2002)
- Psychoedukative Familienbetreuung PEFI (Berger, Gunia 2004)
- Arbeitsbuch Psychoedukation bei Schizophrenie (APES, Bäuml, Pitschel-Walz, Berger, Gunia, Juckel, Heinz 2008)

Auch wenn Apotheker nicht primär psychoedukative Gruppen anbieten werden, so sind die Inhalte auch in Einzelberatungsgesprächen zu vermitteln. Die Manuale bieten dafür ein geeignetes didaktisches Vorgehen an. Auch kann es sinnvoll sein, die Patienten, die nach Entlassung in die Apotheke kommen, an die Inhalte der Psychoedukation zu erinnern, denn nur durch regelmäßige Interventionen kann die Adhärenz nachhaltig und langfristig verbessert werden. Dazu müssen transsektorale und interdisziplinäre Zusammenarbeit stattfinden.

Weitere Literatur zum Thema Psychoedukation:

- Bäuml, J.; Behrendt, B.; Henningsen, P.; Pitschel-Walz, Gabi (Hg.) (2016): Handbuch der Psychoedukation für Psychiatrie, Psychotherapie und Psychosomatische Medizin. Schattauer Verlag.
- Bäuml, J.; Pitschel-Walz, G.; Berger, H.; Gunia, H.; Juckel, G.; Heinz, A. (2010): Arbeitsbuch PsychoEdukation bei Schizophrenie (APES). Schattauer Verlag, 2. Auflage 2008.

- Bäuml J.; Baumgärtner, J.; Froböse, T.; Gsottschneider, A.; Keller, Z.; Lüscher, S.; Scherr, M.; Pitschel- Walz, G.; Jahn, T. (2012): Partizipationsverhalten schizophren erkrankter Patienten in Psychoedukationsgruppen: Erste Ergebnisse mit dem Teilnahmequalitätsbogen. In: Psychotherapeut, Vol. 57; 4. S. 301 – 312
- Behrendt, B.; Schaub, A. (2005): Handbuch Psychoedukation und Selbstmanagement. dgvt-Verlag.
- Jensen, M.; Hoffmann, G.; Spreitz, J.; Sadre Chirazi-Stark, F.M (2014): Diagnoseübergreifende Psychoedukation. Ein Manual für Patienten- und Angehörigengruppen. Psychiatrie Verlag, 2. Auflage.
- Wienberg, G. (Hg.) (2003): Schizophrenie zum Thema machen – psychoedukative Gruppenarbeit mit schizophren und schizoaffektiv erkrankten Menschen – Grundlagen und Praxis. Psychiatrie Verlag, 3. Auflage.
- Arbeitsbuch Psychoedukation bei Schizophrenie (APES, Bäuml, Pitschel-Walz, Berger, Gunia, Juckel, Heinz)., Schattauer Verlag Stuttgart 2005
- Psychoedukation: Bei schizophrenen Erkrankungen. Konsensuspapier der Arbeitsgruppe »Psychoedukation bei schizophrenen Erkrankungen«, Schattauer Verlag Stuttgart 2018
- www.dgpe.de

12. Stichwortverzeichnis